Die diffuse Nephritis

und die

Entzündung im Allgemeinen

von

Dr. E. Aufrecht
in Magdeburg.

Berlin.
Druck und Verlag von G. Reimer.
1879.

Inhalts-Angabe.

In seiner Epoche machenden Arbeit über „diejenige besondere Klasse von Wassersuchten welche von Erkrankung und Reizung der Nieren abhängt“, ging Bright[1]) von dem Streben aus, den Nachweis zu führen, dass Wassersuchten nicht nur in Folge von Erkrankungen der Lunge, des Herzens, der Leber, des Peritoneums auftreten, sondern auch durch Nieren-Erkrankungen veranlasst werden können. Diese Art von Wassersucht ist dadurch characterisirt, dass mit dem Harn Eiweiss abgesondert wird, welches unter dem Einfluss von Hitze gerinnt. Die auf solche Weise nachweisbare Veränderung der Niere aber ist ihrerseits abhängig von verschiedenen schädlichen Ursachen, welche durch Vermittelung des Magens oder der Haut auf sie einwirken, indem sie entweder die normale Circulation stören oder „einen entschieden entzündlichen Zustand der Niere selbst“ hervorrufen. Hält dieser Einfluss lange Zeit an, dann erfährt die Niere entweder in correspondirendem und consecutivem Verhältniss zu demselben eine permanente Veränderung oder es findet durch den krankhaften Hergang eine Ablagerung statt welche jedoch keinen Einfluss auf das Verhalten der Gefässe hat, von denen dieser Hergang ausgeht.

Auf Grund seiner Beobachtungen erklärt er sich für berechtigt anzunehmen, dass die Niere im Verlaufe der Wassersucht 3 verschiedene Formen der Erkrankung zeigen kann, bei denen der Urin albumenhaltig ist. — Bei der ersten verliert die Niere ihre normale Derbheit, ohne eine Grössen-Veränderung zu erfahren. Ihre Oberfläche ist gelb gefleckt, der Durchschnitt graugelb, die Marksubstanz

[1]) Richard Bright, Report of medical cases selected with a view of illustrating the symptoms and cure of diseases by a reference to morbid anatomy. London 1827.

blasser wie gewöhnlich. Der Organismus befindet sich dabei manches Mal in cachectischem Zustande, aber Wassersucht besteht nicht. Im weiteren Verlaufe ist die Structur-Veränderung der Niere mehr ausgesprochen; einzelne Abschnitte werden derber, als ob nur eine beschränktere Circulation in denselben stattfände, die Oberfläche wird etwas höckerig, die feinen Erhabenheiten derselben sehen blasser aus wie die übrigen Theile und lassen sich durch die Arterien nicht injiciren. In solch vorgerücktem Stadium, vorausgesetzt dass es sich um dieselbe Krankheit handelte, bestand Eiweiss im Harn und Wassersucht.

Bei der zweiten Form ist die ganze Corticalsubstanz granulirt und hie und da scheint eine reichliche interstitielle Ablagerung weissgrauer Substanz stattgefunden zu haben. Anfangs sieht es aus, als ob das natürliche feinfleckige Aussehen der normalen Niere mehr hervorträte, und unter besonderen Umständen hat es den Anschein, als ob feine Sandkörner ungleichmässig eingesprengt wären. Der Durchschnitt zeigt ein ähnliches Verhalten. Weiterhin nimmt die abgelagerte Masse zu und zeigt sich in Gestalt unregelmässiger Flecke. Nach langer Dauer der Krankheit erweist sich das Gewebe granulirt durch leichte unebene Hervorragungen an der Oberfläche. Gelegentlich nimmt die Niere auch das höckrige Aussehen an, wie es im vorgerückten Stadium der ersten Form vorkommt, aber dann lehrt der Augenschein, dass das Ganze durch kleine trübe Ablagerungen erzeugt wird, welche bei jener Form nicht vorkommen. Die Consistenz des Organs ist dabei eine geringere wie gewöhnlich; seine Grösse übertrifft die der normalen Niere häufig, sogar um ein Beträchtliches.

Bei der dritten Form fühlt sich die Niere weich und uneben an und auf ihrer Oberfläche sind zahlreiche Erhabenheiten sichtbar, welche kaum mehr als stecknadelknopfgross sind und gelbroth, purpurfarben aussehen. Man sieht die Marksubstanz an die Oberfläche der Niere herangezogen, kurz es sieht aus, als ob alle Theile des Organs sich contrahirt hätten, während die interstitielle Ablagerung geringer ist wie bei der vorigen Form.

Hierzu bemerkt Bright ausdrücklich, dass er nicht sicher ist, ob die erste Form von Nieren-Degeneration über das erste Stadium hinausgeht und ob nicht die von ihm als späteres Stadium dieser

Form angesehene Veränderung mitsammt der zweiten und dritten Form nur als Modificationen und als mehr oder weniger vorgeschrittene Stadien ein und derselben Krankheit anzusehen sind.

Christison[1]) theilt die Bright'sche Krankheit in 3 Stadien, in das des Anfangs, welches, wenn auch nicht immer, doch meist ein Congestions- oder Reactions-Zustand ist; das der Mitte, wo die Cortical-Structur der Nieren beinahe oder gänzlich zerstört ist, und das des Vorgerücktseins oder des Endes, wo die Tubularmasse auch ergriffen und mehr oder weniger obliterirt ist.

Von ganz besonderem Interesse ist die nähere Beschreibung des Anfangs-Stadiums. Er sagt, dass in den meisten Fällen während des Anfangs-Stadiums die Veränderung der Structur einige Zeit unbemerkt und tückisch vor sich geht, so dass es kaum einige Symptome giebt, welche die Aufmerksamkeit des Kranken oder seines Arztes fesseln könnten. Im Ganzen ist es wahrscheinlich, dass der Zustand der Nieren anfangs in solchen dunklen Fällen einen niederen Grad von dem zeigt, was sich unmittelbar nachher als pathologischer Character des mittleren Stadiums ergiebt, nämlich „die Ablagerung einer graugelben undeutlich gekörnten Substanz in der Cortical-Structur mit oder ohne Blutcongestion“. In einigen obschon wenigen Fällen dagegen fängt die Krankheit mehr mit dem Character einer acuten Affection an. Die Nieren sind dann schlaff, zerreiblich, ungewöhnlich gross. Die Corticalsubstanz ist beträchtlich breiter und bietet ein mehr ausgeprägtes grobgestreiftes Ansehen, als im natürlichen Zustande. Nur zuweilen führt die acute Affection zur krankhaften Ablagerung eines Granular-Stoffes, zur Granular-Entartung, viel eher zur Zertheilung oder Verschwärung. Die Granular-Entartung ist eben meistens von Anfang bis zu Ende ein chronisches Uebel.

Rayer[2]) rechnet den Morbus Brightii zur Nephritis d. h. zur Entzündung der Rinden- oder Röhrensubstanz der Nieren: Diese umfasst 1) die einfache (durch mechanische oder zufällige Ursachen entstandene, von constitutioneller Anlage aber unabhängige) Nephri-

[1]) Christison, über die Granular-Entartung der Nieren, deutsch von Meyer mit Anmerkungen von Rokitansky. Wien 1841.

[2]) Rayer, die Krankheiten der Nieren. Deutsch von Landmann. Erlangen 1844.

tis; 2) die Nephritis durch Krankheitsstoffe; 3) die arthritische (die gichtische, rheumatische) Nephritis; 4) die Nephritis albuminosa, welche letztere dem Morbus Brightii entspricht. Er unterscheidet bei derselben sechs verschiedene Hauptformen, auf welche näher einzugehen, ich mir erlassen kann.

Solon[1]) empfiehlt statt des Namens Bright'sche Krankheit oder Nephritis albuminosa den weniger praejudicirenden: Albuminurie, welche er auf eine Nierenerkrankung zurückführt, die 5 Grade oder Varietäten besitze. Eine Beschreibung derselben hat keinen Zweck.

Rokitansky[2]) unterscheidet bei der Bright'schen Krankheit 8 Formen. Bei der 8. Form erscheint besonders die corticale Substanz der Niere von einem speckig-wächsernen Glanze, ungewöhnlich hart und brüchig, sie ist von einer speckig-albuminösen, durchscheinenden Substanz infiltrirt. Bisweilen sieht man in Form sehr kleiner, äusserst feinkörniger Punkte und Linien eine weissliche zartflockige Masse in das Gewebe abgelagert, wodurch die Oberfläche so wie der Durchschnitt ein marmorirtes Aussehen bekommt.

Diese Form der Krankheit geht immer ohne Reaction aus einer inveterirten Scrophulosis, aus Rachitismus, insbesondere aber Syphilis und Mercurialcachexie hervor; sie existirt als eine constitutionelle Infiltration neben dem nämlichen Leiden der Milz und Leber, als Infiltration derselben mit einer speckig-albuminösen Substanz. Auch im Gefolge von Intermittens hat er sie einmal gesehen.

Reinhardt[3]) versteht unter Bright'scher Krankheit die in ätiologischer und symptomatischer Beziehung sehr verschiedenartig verlaufende diffuse Entzündung der Niere, welche er in 3 Stadien eintheilt. Das erste Stadium, das einfach entzündliche, führt er auf Hyperämie mit Austritt faserstoffigen Exudats in das Gewebe und in die Harnkanälchen zurück. Aus letzteren gelangt es in Form der Fibrincylinder nach aussen. Im zweiten Stadium tritt in

---

[1]) Solon, de l'albuminurie ou hydropisie causée par les maladies des reins. Paris 1838.

[2]) Rokitansky, Handbuch der speciellen pathologischen Anatomie 1842 Bd. II. S. 417. 424.

[3]) Reinhardt, Beiträge zur Kenntniss der Bright'schen Krankheit. Charité-Analen 1850 Bd. I. S. 185.

Folge des Exsudations-Prozesses als secundärer Zustand eine Fett-Infiltration der Epithelien ein. Im Dritten, dem der Nierenatrophie, erfolgt Untergang der Harnkanälchen und Obliteration von Gefässen und an deren Stelle tritt das interstitielle Gewebe. Eine Neubildung von interstitiellem Gewebe hält er nicht für wahrscheinlich.

Frerichs[1]) führt alle in den Leichen der an Morbus Brigthii Gestorbenen vorkommenden Structur-Veränderungen der Nieren auf einen und denselben Exsudativ-Prozess zurück, bei welchem er 3 Stadien unterscheidet. Das erste Stadium ist das der Hyperämie und der beginnenden Exsudation. Das Drüsenepithel ist noch nicht wesentlich verändert, die Canäle selbst sind grösstentheils mit geronnenem Faserstoff ausgefüllt. Im zweiten Stadium gewinnt der Exsudations-Process mehr und mehr die Oberhand, während die Hyperämie zurücktritt. Im weiteren Verlaufe beginnen die Metamorphosen des Exsudats. Das Drüsenepithel sowie der Faserstoff innerhalb der Canälchen zerfällt in fettreiche Molecüle, in selteneren Fällen organisirt sich der zwischen den Harncanälchen und in der Umgebung der Malpighi'schen Capseln gelegene Theil mehr oder minder vollständig zu Bindegewebe. Im dritten Stadium, dem der Rückbildung oder der Atrophie, geht ein grösserer oder geringerer Theil des Nierengewebes unter, wird atrophisch, indem die Harncanälchen, sobald sie in Folge der Fettentartung und der Losstossung des Exsudats ihres Epithels vollständig beraubt sind, collabiren und die Malpighi'schen Capseln nach Obliteration ihres Gefäss-Apparats zusammenschrumpfen. Von den untergegangenen Harncanälchen bleibt nur die sich faltig zusammenlegende Grundmembran übrig. In anderen seltneren Fällen, wo während des ersten und zweiten Stadiums ein Theil des Exsudats in das interstitielle Gewebe abgelagert wurde, organisirt sich dieses mehr oder minder vollständig zu Bindegewebe, welches die Harncanäle und Capseln in concentrischen Lagen umgiebt, und durch seine narbige Contraction ein neues wesentliches Moment zur Hervorrufung der Atrophie darstellt. Die Exsudation in das interstitielle Gewebe tritt aber dann ein, wenn dieselbe nicht nur von den Glomerulis, was

[1]) Frerichs, die Bright'sche Nierenkrankheit und deren Behandlung. Braunschweig 1851.

in der Mehrzahl der Fall ist, sondern auch von den die Tubuli uriniferi umspinnenden Harngefässen ausgeht.

Wilks[1]), welcher 5 verschiedene Formen der Nierenerkrankung unterscheidet, widerspricht der Ansicht Frerichs' bezüglich der von ihm statuirten Zusammengehörigkeit der einzelnen Formen. Wenn z. B. die grosse, weisse (Schwell-) Niere in die geschrumpfte -Niere überginge, so müsste, da erstere fast ausnahmslos mit Wassersucht verbunden ist, bei Leuten, welche an letzterer leiden oder gestorben sind, eine voraufgegangene Wassersucht zu constatiren sein; dies ist aber nicht der Fall.

Virchow[2]) gelangte durch das Studium der Bright'schen Nierendegeneration zu der Ueberzeugung, dass die eigentlich characteristischen und wesentlichen Veränderungen bei diesem Prozess im Innern der Parenchym-Bestandtheile vor sich gehen. Während in den geraden und einem Theil der gewundenen Harnkanälchen in den meisten Fällen faserstoffige Cylinder, freies entzündliches Exsudat gefunden werden, muss diejenige Veränderung, durch welche die veränderte anatomische Beschaffenheit der Nieren bedingt wird, einzig in den Epithelialzellen der gewundenen Harnkanälchen gesucht werden. Im ersten Stadium dieser Krankheit vergrössern sich diese Zellen und der moleculäre stickstoffhaltige Inhalt derselben vermehrt sich; im zweiten kann diese Vermehrung sich so steigern, dass die Zellen dadurch zu Grunde gerichtet werden, zerfallen und die Harnkanälchen sich mit einer moleculären eiweissartigen Substanz gefüllt zeigen; oder die Zellen können die Fettmetamorphose eingehen, sich mit feinkörnigem Fett füllen, was dann der Stearose entspricht, während die entstandenen Fettaggregatkugeln den längst bekannten Entzündungskugeln entsprechen; im dritten Stadium zerfallen alle diese Haufen von Fettkörnern, es entsteht eine emulsive Flüssigkeit die mit der Entwickelung des vierten Stadiums zur Resorption gelangt oder mit dem Harn ausgeleert wird. In manchen Fällen scheint sich der ganze Prozess auf diese Veränderungen der Epithelialzellen zu beschränken, so dass gar keine freien faserstof-

[1]) Wilks, cases of Bright's disease. Guy's hospital Reports 1853. second series Vol. VIII. p. 232.

[2]) Virchow, über parenchymatöse Entzündung. Archiv für pathol. Anatomie 1852 Bd. IV. S. 261.

figen Exsudate in die Cavität der Harnkanälchen gesetzt werden. Dann ist also das ganze Exsudat in den Gewebs-Elementen selbst gegeben, abgesehen von dem Eiweiss, welches mit dem Harn ausgeführt wird (S. 265).

Weiterhin unterscheidet Virchow neben der parenchymatösen Entzündung der Niere, welche hauptsächlich in dem den Malpighi'schen Kapseln zunächst gelegenen gewundenen und mehr quer gelagerten Theile der Harnkanälchen Platz greift, noch die catarrhalische, welche z. B. nach Einführung reizender Stoffe wie des Cantharidins, auch im Gefolge von Cholera vorkommt und mehr das Parenchym der Papillarsubstanz befällt; ferner die croupöse Nephritis, welche sich zur catarrhalschen Form ganz ebenso verhält, wie die croupöse Pneumonie zum catarrhalischen. Der Catarrh kann sich auch zum Croup steigern. Croupöse Exsudate finden sich am häufigsten in den geraden Harnkanälchen und auf Durchschnitten sieht man in denselben lange Züge der glänzenden Croupsäulen sich fortziehen. In manchen Fällen geschehen die Croupexsudate aber auch höher hinauf und selbst in den Malpighi'schen Kapseln. Hier können sie direct die Metamorphose in Bindegewebe eingehen, indem sich in ihrem Innern sternförmige Zellen, Bindegewebskörperchen entwickeln und der Stoff als Intercellularsubstanz verwendet wird.

Für die Lehre von der Entzündung überhaupt stellt er nicht die Hyperämie und nicht das Exsudat, weder Röthe noch Geschwulst noch Schmerz in den Vordergrund, obwohl er ihre Bedeutung anerkennt, sondern die Degeneration, welche als vermehrte Verbrennung und Zersetzung mit Temperatur-Steigerung in geradem Verhältniss zu der Störung der Function des Theils sich ausbildet. Er vindicirt vor Allem der Entzündung den degenerativen Charakter, und obgleich er sie als eine Steigerung nutritiver Acte bezeichnet, so erblickt er in ihr doch kein Zeichen gesteigerter Kraft, sondern vielmehr den Ausdruck der Abnahme derselben, den Grund der Verminderung und nicht selten der vollständigen Vernichtung des erkrankten Theiles.

Johnsohn[1]) unterscheidet folgende Formen der Nierener-

[1]) Johnson, die Krankheiten der Nieren, deutsch von Schütze. Quedlinburg 1856.

krankung. Zunächst die acute desquamative Nephritis. Ihr Sitz ist hauptsächlich die Cortical-Substanz. Man findet den grösseren Theil der gewundenen Harnröhrchen undurchsichtig in Folge ihrer Anfüllung mit Epithelial-Zellen, die sich in ihnen gebildet haben und abgestossen worden sind. Aus dieser kann sich die chronische desquamative Nephritis in fast unmerklichen Abstufungen herausbilden oder sie ist von vornherein chronisch. In Folge derselben verlieren die Harnröhrchen allmälig ihre Epithelial-Auskleidung und werden atrophisch oder mit einer neuen häufig unorganischen Masse angefüllt, oder endlich ihre Ernährung dauert fort, es wird Serum in ihren Canal abgesondert und sie werden zu Cysten ausgedehnt. Die Nieren sind in dem vorgeschrittenen Stadium der Krankheit gewöhnlich, aber nicht ohne Ausnahme bedeutend atrophisch, ihre Substanz ist fest und ihre Oberfläche unregelmässig. Im Verlaufe der Affection tritt auch eine Hypertrophie der kleinsten Arterien ein, welche nach den arteriellen Gefässstämmen zu allmälig abnimmt.

Eine besondere Form stellt die wachsige Entartung der Niere dar, welche sich durch allmälige Entartung des Nierenepithels zu wachsartigem Stoff characterisirt.

Ebenso stellt die nicht desquamative Nephritis eine besondere Form dar, welche acut oder chronisch verlaufen kann. Doch kann es vorkommen, dass zu einer acuten desquamativen Nephritis eine chronische nicht desquamative hinzutritt. Das Ausbleiben der Desquamation macht den Prozess zu einem schwereren, denn die reichliche Abschuppung des Epithels ist das Resultat des heilsamen Bestrebens, abnorme Produkte aus dem Blute auszuscheiden, deren Zurückhaltung von nachtheiligen Folgen begleitet sein würde, während ihre Ausscheidung wahrscheinlich von der reichlichen Abschuppung der Epithelialzellen begünstigt wird.

Endlich unterscheidet er noch eine fettige Nierenentartung, welche entweder selbssständig auftreten oder aus der nicht desquamativen Nephritis oder durch Vermittelung dieser aus der acuten desquamativen Nephritis hervorgehen kann. Eine Abart derselben stellt die gescheckte Form der Fettniere dar. Die Krankheiten, welche mit der fettigen Entartung der Niere in Beziehung stehen, unterscheiden sich nicht wesentlich von denen, welche man mit anderen Formen von chronischer Nieren-Krankheit in Verbindung findet.

Seine gesammte Darstellung der Nieren-Affectionen dient ihm als Beweis, dass alle Structurveränderungen in den secernirenden Zellen der Nieren beginnen und dass es das Bestreben der Zellen ist, aus dem Blute einige abnorme Produkte auszuscheiden, die im normalen Urin nicht enthalten sind.

Das interstitielle Gewebe der Nieren erfährt erst durch die Untersuchungen Beer's [1]) die gebührende Würdigung in Bezug auf seine Theilnahme an der Erkrankung der Nieren. Er unterscheidet (S. 52) eine einfache interstitielle und eine zellige interstitielle Hyperplasie. Bei ersterer besteht eine vorwiegend intercelluläre Wucherung des interstitiellen Gewebes. Eine Betheiligung der zelligen Elemente, welche in dem normalen Bindegewebe der Niere vorhanden sind, ist nur insofern zu constatiren, als eine Erweiterung, insbesondere ihrer feineren Verbindungsäste besteht. Es macht den Eindruck, als circulire in ihnen rasch eine gewisse Quantität eines flüssigen Ernährungsmaterials, und werde ebenso rasch wieder abgegeben, um zur Herstellung von Intercellular-Substanz verwendet zu werden. Bei der zelligen interstitiellen Hyperplasie sind die Nieren vergrössert, die Oberfläche ist glatt und fühlt sich teigig und zäh an. Dabei ist sie anämisch hell, hie und da ins gelbliche spielend. Unter den die Interstitien erfüllenden Elementen lassen sich drei Formen unterscheiden, einestheils spindel- oder sternförmige, entsprechend den normalen Bindegewebskörpern, ferner runde Zellen verschiedener Grösse, meist farblosen Blutkörpern ähnlich, aber auch stellenweise bis doppelt so gross, endlich neugebildete, zellige Elemente von meist spindelförmiger langgezogener Gestalt.

Veränderungen des interstitiellen Gewebes sind direct nicht im Stande eine Volums-Verminderung, eine Atrophie des Organs zu erzeugen. Dieselbe ist vielmehr in einem Verlust von Kanälen begründet, und zwar vorzugsweise in einem Schwund des epithelialen Inhalts (S. 118). Mit anderen Worten, es ergiebt sich, dass die Atrophie des Parenchyms nur durch active an ihm selbst verlaufende Processe ins Werk gesetzt wird: diese mögen oft gleichzeitig mit der interstitiellen Veränderung entstehen, Effecte eines und

---

[1]) Beer, die Bindesubstanz der menschlichen Niere im gesunden und krankhaften Zustande. Berlin 1859.

desselben Reizes sein. In anderen Fällen entwickelt sich der interstitielle Process mehr rein und erst später erfolgt, oft durch eine allgemeine Krankheit bedingt, der parenchymatöse; endlich ist auch zuweilen ein atrophischer Zustand des Parenchyms bereits ausgebildet, wenn der hyperplastische Vorgang im interstitiellen Gewebe beginnt. Doch kommt ein so spätes Auftreten meist nur in partieller Verbreitung vor.

Traube[1]) erklärt, dass unter dem Namen Morbus Brightii 4 verschiedene Affectionen zusammengefasst werden. Die erste ist die bei Klappenfehlern und ähnlich wirkenden Störungen des Circulations- und Respirations-Apparats entstehende. Sie führt nur zu der sogenannten Granular-Atrophie der Nieren.

Die zweite stellt die amyloide Degeneration dar.

Die dritte und vierte wird von den beiden Formen der diffusen oder der interstitiellen Nephritis gebildet. Die eine derselben (die circumcapsulaere) wird durch Bindegewebs-Neubildung vorzugsweise um die Glomeruli characterisirt, während bei der anderen Form, der intertubulären, die Neubildung vorzugsweise zwischen den Bellini'schen Röhrchen statthat.

Ist Schrumpfung der Nieren eingetreten, so gestaltet sich die Symptomatologie für die drei letztgenannten Formen durchaus gleich.

Die Veränderungen an den Epithelien sind unzweifelhaft secundärer Natur. Nach Herzkrankheiten, bei interstitieller Nephritis, bei amyloider Degeneration — überall finden sich die Epithelien verändert. In ganz frischen Fällen von interstitieller Nephritis oder amyloider Degeneration findet sich noch keine Spur von fettiger Entartung der Epithelien; bei längerer Behinderung des Blutzuflusses durch die verengerten oder comprimirten Glomeruli macht sich das Absterben der Epithelien bemerkbar. Darum ist der Begriff der parenchymatösen Nephritis ein unhaltbarer und nur für diejenigen Fälle, in denen bei Compensations-Störungen des Kreislaufs Fettentartung der Epithelien allein auftritt, könnte man die Bezeichnung parenchymatöse Nephritis, allerdings auch als eine wenig zutreffende

---

[1]) Traube, zur Pathologie der Nierenkrankheiten. Allg. med. Central-Zeitung 1860 Febr. 29. — Gesammelte Beiträge zur Pathologie und Physiologie Bd. II. 1871 S. 966.

beibehalten. Später[1]) empfiehlt er für intertubuläre Nephritis die Bezeichnung hämorrhagische Nephritis. Als Paradigma für die Nierenveränderung, welche durch diese Affection herbeigeführt wird, giebt er folgende Beschreibung. Die Niere ist in allen Dimensionen vergrössert, dunkler gefärbt, mit kleinen Extravasaten an der Oberfläche besetzt. Dabei ist diese glatt, die Consistenz der Nieren hart, die Corticalsubstanz auf dem Durchschnitt undeutlich und verwaschen. Die Epithelien der Bellini'schen Röhrchen sind geschwellt und fettig entartet, die Interstitien verbreitert. Innerhalb der letzteren finden sich zahlreiche Kerne von meist rundlicher Form, gruppenweise zusammengestellt und sparsame Fetttröpfchen. Die Glomeruli sind klein, ihre Schlingen und Kapseln nicht verändert.

Hierbei werden grosse Blutmengen mitunter monatelang mit dem Harn entleert. Dieser ist sparsam, stets gefärbt, je nach den Intensitäts-Schwankungen fleischwasserähnlich bis schwarzroth. Der Verlauf der Krankheit ist ein rascher, oft schon nach wenigen Monaten zum Tode führender. Nicht selten aber tritt ein Stadium Remissionis ein, in welchem alle Krankheits-Erscheinungen eine so wesentliche Reduction erfahren, dass man fast eine partielle Heilung annehmen möchte.

Bei der capsulären Nephritis dagegen erfolgen erhebliche Blutentleerungen durch den Urin nicht, nur bei dem Hinzutreten acuter fieberhafter Erkrankungen kann es leicht zu Hämaturie kommen, aber auch nur in den Fällen, wo die Affection den Nieren noch nicht bedeutende Schrumpfung derselben herbeigeführt hat: der Harn ist von sehr niedrigem specifischen Gewicht, wird oft in so grosser Menge gelassen, dass das Leiden, da auch der Durst vermehrt sein kann, Aehnlichkeit mit Diabetes bietet. Das Sediment kann bei weit vorgeschrittener Schrumpfung den Nieren fast gänzlich fehlen. Als ein Zeichen sehr starker Schrumpfung darf man Faserstoffcylinder von abnorm grossen Dimensionen betrachten, da diese auf eine vicariirende Vergrösserung der Tubuli in den relativ gesunden Theilen der Niere hinweisen.

---

[1]) Traube, zur Lehre von den Nierenkrankheiten. Deutsche Klinik 1863 Jan. 17. — Gesammelte Beiträge zur Pathologie und Physiologie Bd. II. 1871 S. 1026.

Die Nieren waren in dem als Beispiel für diese Form mitgetheilten Falle nicht wesentlich verkleinert, nur an beiden Enden verdünnt, auf dem Durchschnitt der Hilus auf Kosten der Nierensubstanz vergrössert. Auf der Oberfläche der Nieren waren sparsame kleine Depressionen sichtbar, wodurch dieselben ein flach hügliges Aussehen erhielten; die allgemeine Färbung war gelblich weiss, die Consistenz schlaff, die Streifung auf der Schnittfläche der Corticalsubstanz deutlich, die Glomeruli vergrössert, die Kapsel derselben an verschiedenen Stellen sehr verdickt, ein geschichtetes Ansehen zeigend, von reichlichen feinen spindelförmigen Bindegewebskörpern durchsetzt. Die Interstitien waren verbreitert und enthielten grosse Mengen von Fetttröpfchen, aber keine Neubildungen; ausserdem bestand intensive fettige Entartung der Epithelien in den Bellini'schen Röhrchen.

Rosenstein[1]) zerlegt die Bright'sche Krankheit in: die amyloide Entartung, die catarrhalische und die diffuse Nephritis. Bei der catarrhalischen Nephritis betreffen die Veränderungen meist nur die Epithelien der graden Kanälchen, welche bei langer Dauer oder bei grosser Intensität des Processes sich mit Fettkörnchen füllen und auch zu Detritus zerfallen, nach dessen Ausstossung eine Production junger Zellen statt hat. Dieser Nierencatarrh kann nach Einführung reizender Stoffe, ferner im Gefolge des Typhus auftreten; auch reihen sich hier, wenn man von dem Verhalten in leichten Fällen ausgeht, die Veränderungen an, welche die Nieren im Verlaufe der Cholera erleiden. Hat aber der Process etwas länger gewährt, so hat die Rindensubstanz an Masse zugenommen, ist weiss-röthlich gefärbt, die gewundenen Kanälchen sind erweitert, und an den weiss-gelb erscheinenden Stellen sieht man unter dem Mikroskop das Lumen derselben ausgefüllt mit abgestossenen Epithelien, die körnig infiltrirt oder fettig zerfallen sind.

Der parenchymatösen Nephritis, dem Morbus Brightii, der Granular-Entartung der Nieren synonym setzt Rosenstein die diffuse Nephritis, eine Bezeichnung, welche er darum wählt, weil sie den histologischen Ausgangspunkt der Erkrankung unentschieden

---

[1]) Rosenstein, die Pathologie und Therapie der Nierenkrankheiten. II. Auflage, Berlin 1870.

lässt. Er erklärt es zur Zeit für unmöglich, mit Bestimmtheit zu sagen, ob das Ganze seinen Ausgangspunkt von den Epithelien der Nieren oder dem Zwischengewebe nimmt und ob in anderen Fällen die Veränderungen der Epithelien nicht der blosse Ausdruck regressiver Metamorphose durch veränderte Ernährung sind.

Das erste Stadium dieser Affection ist das der Hyperämie, mit welcher sich eine Schwellung der Epithelien vergesellschaftet. Im zweiten Stadium, dem der Exsudation, füllen sich die Epithelien mit albuminösen Körnchen oder auch mit Fetttröpchen, und im interstitiellen Gewebe tritt eine reichliche zellige Hyperplasie auf. Der Ausgang des Processes, das sogenannte dritte Stadium, ist die Umwandlung des epithelialen Inhalts zu Fett, der Zerfall der Zellen, der Schwund des Pareuchyms, die Atrophie. Dieselbe kann ohne jede Betheiligung des interstitiellen Gewebes vorkommen, denn der Schwund ist immer nur Product des parenchymatösen Processes, des Zerfalls der Epithelien. Meist aber ist sie mit Veränderungen des interstitiellen Gewebes, die bald in fibrillärer, bald in zelliger Hyperplasie bestehen, verbunden, dessen Retraction dann zur Schrumpfung des Organes mitwirkt. Immerhin aber können beide Processe, der an den Epithelien und der am Zwischengewebe, isolirt verlaufen.

Klebs[1]) identificirt mit dem Morbus Brightii die primäre diffuse interstitielle Nephritis und betont besonders, dass die Bezeichnung der Nephritis als einer interstitiellen eigentlich selbstverständlich ist und nur des üblichen Gebrauchs wegen beigefügt wird. Das Schema der Entzündung mit ihren drei Stadien der Hyperämie, Exsudation und Rückbildung führte zu dem Irrthum „jede Hyperämie für den Beginn des Morbus Brightii zu halten“. Die Veränderungen des Epithels in den Harncanälchen, welche jetzt als trübe Schwellung bezeichnet werden, sind nur als secundärer Vorgang, als die Folge einer Entziehung oder Verringerung des mit dem Blute zugeführten Ernährungs-Materials aufzufassen. Auch führt die körnige Degeneration der Epithelien, auf Grund welcher man die catarrhalische und desquamative Nephritis construirte, nicht zu den anerkannten Veränderungen und symptomatischen Störungen

---

[1]) Klebs, Handbuch der pathologischen Anatomie. Berlin 1870.

des Morbus Brightii, folglich ist diese Erkrankung nicht der Ausgangspunkt, das erste Stadium des letzteren.

Also ist eigentlich keine Veränderung der Niere bekannt, welche der interstitiellen Zellenfiltration vorangeht und als deren Ursache zu betrachten ist; es bleiben bei der dem Morbus Brightii zu Grunde liegenden Nierenerkrankung nur zwei Stadien zu unterscheiden, das der Zellenfiltration und das der Rückbildung. Im ersteren werden die Interstitien durch die Einlagerung zahlloser lymphatischer Elemente verbreitert. „Weniger deutlich“ kann man sich von der gleichzeitigen Anwesenheit klarer seröser Flüssigkeit überzeugen, welche mit den Lymphzellen die erweiterten Hohlräume des Gewebes anfüllt.

Hiernach construirt er das Bild der Nephritis folgendermassen. Gleichzeitig in beiden Nieren und zwar in der ganzen Ausdehnung ihrer Rindensubstanz tritt bei dem Beginn des entzündlichen Prozesses eine reichliche Exsudation lymphatischer Flüssigkeit auf, welche die Lymphräume des interstitiellen Gewebes dilatirt und begleitet wird von einer immer mehr zunehmenden Emigration weisser Blutkörperchen. Die Ursache dieses Vorganges ist noch nicht genügend erklärt, er wird eingeleitet durch Dilatation und Ueberfüllung der Arterien und Capillaren, die sogenannte active Hyperämie und es ist vorläufig nur anzunehmen, dass ausser der Dilatation eine weitere Veränderung in der Gefässwandung vorhanden sein muss, da eine einfache vasomotorische Lähmung die entzündliche Transsudation nicht nach sich zieht. Die Auswanderung der Blutkörperchen aber bewirkt einerseits Compression der Capillaren und Anämie, andererseits hindert sie die regelmässige Ernährung des Epithels der Harncanälchen und erzeugt auf diese Weise die fettige Degeneration derselben.

Im zweiten Stadium kann eine vollständige Rückbildung stattfinden, indem eine Verringerung der serösen Transsudation stattfindet und die degenerirten Epithelzellen zur Norm zurückkehren, so dass schliesslich nur noch die emigrirten Lymphzellen zurückbleiben, welche entweder sofort ihrem Untergange entgegengehen, indem sie fettig degeneriren oder sich in faseriges Bindegewebe umwandeln. Aus dem letzteren Prozesse geht entweder die bindegewebige Hyperplasie mit oder ohne Verkleinerung des Organs oder die Granular-Atrophie hervor, bei welcher jedenfalls eine partielle Schrumpfung stattfindet. Gewöhnlich erfolgt daneben eine fettige Degeneration der zelligen Elemente, welche die Interstitien erfüllen.

Bei der bindegewebigen Hyperplasie sind die Organe bald weisslich bald mehr gelblich, oder in beiden Farben gefleckt, die Interstitien durch fibrilläres Bindegewebe verbreitert, in dessen sternförmigen Hohlräumen oft Fetttröpfchen angehäuft sind. Die Harncanälchen und ihr Inhalt sind entweder unverändert, dann ist das Volum der Niere natürlich vergrössert, oder dieselben sind enger als gewöhnlich und die Niere normal gross oder etwas verkleinert.

Durch die Granular-Atrophie, deren vorzüglichste Ursache Gefässschwund ist, geht auch secernirendes Parenchym verloren. Die Markkegel sind verkleinert, ohne dass der interstitielle Process auf dieselben übergegriffen hätte; breite weisse Streifen im oberen Theile des Marks entsprechen den in Folge des Mangels an Secretzufuhr obliterirten Canalbündeln. Die harnabführenden Apparate, das Nierenbecken und die Ureteren schrumpfen dementsprechend zusammen.

Des Weiteren bestätigt er die tubuläre und capsuläre Form der Nephritis Traube's und führt als eine besondere Form die Glomerulo-Nephritis an, wobei die Glomeruli makroskopisch als weisse Pünctchen erscheinen und mikroskopisch eine Vermehrung der Zellen in ihrem interstitiellen Gewebe erweisen. Am reinsten zeigt sich diese Glomerulo-Nephritis nach Scharlach, in dessen Gefolge dreierlei verschiedene Nierenaffectionen auftreten können. Während des fieberhaften Zustandes bildet sich nicht selten, wie bei den übrigen acuten Exanthemen eine körnige Degeneration der Nierenepithelien aus, welche mit Albuminurie verbunden sein kann. Ferner sieht man Scharlachkranke längere oder kürzere Zeit nach dem Ablauf der Krankheit an diffuser interstitieller Nephritis und deren Folgezuständen zu Grunde gehen. Die häufigsten und wichtigsten Fälle von Scharlachhydrops, welche bekanntlich in der Desquamationsperiode oder nach dem Ablauf des Exanthems auftreten, wenn die Kranken sich in scheinbar vollkommener Reconvalescenz befinden, entsprechen der zuerst genannten Form.

Grainger Stewart[1]) unterscheidet 1) die entzündliche Form mit 3 Stadien, dem der Entzündung, der fettigen Umwandlung, der Atrophie; 2) die wachsige oder amyloide Form, bei welcher die Entartung der Gefässe das erste, die secundäre Veränderung der Kanälchen das zweite, die Atrophie das dritte Stadium darstellt, und 3) die cirrhotische, schrumpfende oder gichtische Form, welche keine verschiedenen Stadien hat.

Im 1. Stadium der entzündlichen Form ist die Niere von trübem Aussehen, congestionirt, ihre Grösse der natürlichen entsprechend oder über dieselbe hinausgehend, die Rinde verbreitert. Das Mikroskop erweist, dass die Blutgefässe hyperämisch, manche der Kanälchen, besonders in der Rinde, dunkler und mehr lichtbrechend, dabei dicker als normal sind. Die Epithelien derselben sind geschwollen, granulirt, nicht deutlich von einander abzugrenzen, ihre Kerne nicht sichtbar, das Lumen der Kanälchen ist fast vollständig geschwunden. Aus diesem Zustande kann eine vollkommene Wiederherstellung hervorgehen, oder

das 2. Stadium. Die Niere ist vergrössert, von blass-fettiggelbem Aussehen und mit einzelnen Gefässsternchen versehen. Auf dem Durchschnitt ist die Rinde verbreitert, gleichfalls von fettiggelbem Aussehen, die Papillen röthlich oder von normaler Färbung. Die Malpighi'schen Körperchen ragen nicht wie im 1. Stadium über die Fläche hervor. Die Harn-Kanälchen sind ungleichmässig ausgedehnt, ihre Epithelien mit Fetttropfen gefüllt; eben so sind in den Malpighi'schen Kapseln Oeltropfen und fettige Zellen enthalten; die Gefässknäuel aber sind intact.

Im 3. Stadium, dem der Atrophie, ist das Organ verkleinert, aus seiner Kapsel etwas schwer ausschälbar, von unebener Oberfläche, die Farbe wie im 2. Stadium gefleckt. Auf dem Durchschnitt ist die Rinde verschmälert, viele Kanälchen atrophirt und geschrumpft, zahlreiche Malpighi'sche Körperchen verkleinert und von verdickter fibröser Kapsel umgeben.

Bei der amyloiden Form besteht im 1. Stadium eine einfache Degeneration der Gefässe. Im 2. Stadium, dem der Transsudation,

---

[1]) Grainger Stewart, On Bright's Diseases of the Kidneys II. Ed. Edinburgh 1871.

ist die Niere vergrössert, die Rinde verbreitert, die Kapsel leicht trennbar, das Aussehen gleich weissem frischem Wachs; dabei sind zahlreiche helldurchscheinende Punkte, die Malpighi'schen Körperchen sichtbar. Viele Kanälchen sind mit einer noch ziemlich gut durchscheinenden Masse vollgepfropft. Weder die Membranae propriae, welche er übrigens oft verdickt gefunden hat, noch die Epithelien hat er jemals die der Amyloid-Degeneration characteristische Jodfärbung annehmen gesehen. Die Epithelien enthalten häufig Fetttropfen. Die Vergrösserung des ganzen Organs ist herbeigeführt durch eine Ausdehnung der Canälchen in Folge einer Transsudation flüssiger Blutbestandtheile in dieselben mit nachträglicher Gerinnung.

Im 3. Stadium ist die Niere verkleinert, aus ihrer Kapsel schwer ausschälbar, die Oberfläche uneben, granulirt, wachsbleich, die Rinde verschmälert. Oft sind die Malpighi'schen Körperchen einander so nahe gerückt, dass sie wie Trauben an einem Stiele hängen.

Die cirrhotische Niere ist wesentlich auf eine Hypertrophie des Bindegewebes zurückzuführen, welcher die Atrophie aller anderen Gewebsbestandtheile nachfolgt. Anfangs ist die Kapsel etwas verdickt, schwerer trennbar, die Oberfläche uneben, narbig, rauh, granulirt. In uncomplicirten Fällen findet sich wenig oder gar nichts von dem talgartigen Aussehen, wie es im atrophischen Stadium der entzündlichen Form vorkommt. Die Arterien ragen beträchtlich hervor, ihre Wände sind verdickt und ihre Lumina erweitert. Die „Dichtheit und Fibrosität“ des Gewebes ist schon mit blossem Auge sichtbar. Häufig finden sich Cysten. Mikroskopisch ist als einzig constante Veränderung eine Zunahme des fibrösen Stroma's nachweisbar.

In späteren Stadien ist die Niere verkleinert. Die Rinde kann bedeutend verschmälert sein, während die Medullar-Substanz verhältnissmässig wenig afficirt ist. Besonders beachtenswerth ist es, wie wenig talgähnlich aussehende Substanz in den Canälchen sichtbar ist. Dagegen ist das Hervortreten und die Verdickung der Arterien besonders auffällig. Die Malpighi'schen Körperchen stehen dichter bei einander, das Gewebe zwischen ihnen zeigt in den höchsten Graden der Atrophie gar keine Canälchen mehr, sondern nur eine unregelmässige aber dichte Masse. Wenn die Canälchen noch vorhanden sind, enthalten sie nur sehr wenig von der trüben Masse, welche bei der entzündlichen Form vorwiegt, doch fehlt sie nicht ganz. Dafür kommt eine durchscheinende hyaline Masse häufiger vor. Bei stärkerer microskopischer Vergrösserung sieht man die Malpighi'schen Körperchen von dichtem fibrösen Gewebe umgeben, ihre Kapseln stark verdickt, die Canälchen comprimirt und atrophirt durch Zunahme der intertubulären Substanz. Gleichzeitig aber finden sich manche Canälchen ganz unafficirt.

Die Unterscheidung zwischen einer cirrhotischen Niere und einer solchen im dritten Stadium der entzündlichen oder der amyloiden Form macht bei Berücksichtigung folgender Punkte wenig Schwierigkeit. Bei der cirrhotischen Form ist die Kapsel verdickt und schwer trennbar, bei der entzündlichen und wachsigen ist sie weniger verdickt und leichter trennbar. Bei der cirrhotischen ist die Oberfläche sehr uneben, häufig mit Cysten besetzt und zeigt nur wenig oder gar keine talgähnliche Massen; bei der entzündlichen und der wachsigen ist die Oberfläche minder uneben, Cysten weniger häufig, während bei beiden, besonders bei der entzündlichen talgähnlich aussehendes Material sehr reichlich vorhanden ist. Bei der cirrhotischen sind die meisten der übrig gebliebenen Canälchen gesund, bei der entzündlichen sind die meisten oder viele mit Exsudat oder den Trümmern verfetteter Zellen gefüllt und manche im Zustande der Atrophie, dabei ihr Lumen verstopft; bei der wachsigen kann auch derartiges Exsudat in ihnen enthalten sein, aber viel häufiger enthalten sie durchscheinendes coagulirtes Material und feingranulirte Zellen. Bei der cirrhotischen sind die kleinen Arterien stark hypertrophirt, bei der entzündlichen kommt das auch vor, aber in geringerem Grade; bei der wachsigen sind die Capillaren und manche von den kleinen Arterien verdickt, durchscheinend und ergeben zudem die characteristische Jod-Reaction. In der cirrhotischen ist das Stroma beträchtlich vermehrt, besonders nach der Oberfläche zu, bei der entzündlichen und wachsigen ist das Stroma im Verhältniss zu den übrigen Geweben vermehrt, übersteigt jedoch nicht die normale Quantität.

Zur differentiellen Diagnose bringt der Autor Folgendes bei:

1. In Betreff der Krankheits-Geschichte.

Wenn Jemand, der an Bright'scher Krankheit leidet, eben

eine Scarlatina, ein Erysipelas, eine Pneumonie oder eine andere acute Krankheit durchgemacht hat, so ist es wahrscheinlich, dass er an der entzündlichen Form leidet. Wenn er vorher Syphilis, Caries, chronische Eiterung oder eine andere abzehrende Krankheit gehabt hat, dann spricht das mit hoher Wahrscheinlichkeit für die wachsige Form, hat er an Gicht oder Bleivergiftung gelitten, dann besteht wahrscheinlich eine Cirrhose.

Wenn die Krankheit plötzlich mit Wassersucht, Verminderung des Urins und mit Fieber angefangen, oder wenn sie allmälig mit Wassersucht und Verminderung des Urins sich eingestellt hat, müssen wir das Vorhandensein einer Entzündung vermuthen. Wenn sie schleichend mit Vermehrung der Harnquantität begonnen hat, so deutet das im Allgemeinen die wachsige Form an; fängt sie schleichend an ohne jedes auffällige Symptom, bis plötzlich eine urämische Convulsion oder eine Sehstörung sich einstellte, so spricht das fast sicher für die cirrhotische Form.

2. In Betreff des Urins.

Im ersten Stadium der entzündlichen Form ist der Urin fast stets vermindert, im zweiten Stadium oft vermindert, manches Mal in natürlicher Quantität, im dritten kann er vermindert oder in natürlicher Quantität abgesondert sein, manches Mal ist er auch vermehrt. Selbst wenn die Quantität vermindert ist, kann doch häufig Harndrang bestehen. Eine vermehrte Harnabsonderung characterisirt die wachsige Degeneration von ihren frühesten Stadien an. Er fand das öfter sogar, bevor sich Albumen einstellte, und sah diese Vermehrung während des ganzen Verlaufes der Krankheit andauern. Die Harnvermehrung kann aber selbst bei der wachsigen Degeneration fehlen, wenn die entzündliche Affection hinzukommt. In den ersten Stadien der Cirrhose scheint die Harnmenge normal zu sein, in vorgerückten Stadien ist sie oft ausserordentlich gross.

Das Aussehen des Harns ist in den frühen Stadien der entzündlichen Form gewöhnlich dunkel, oft trüb oder blutig gefärbt. Später ist er weder trübe noch blutig, manches Mal blass und klar, ohne jeden Bodensatz. Bei der wachsigen und cirrhotischen Form ist er gewöhnlich blass, selten blutig und selten so dunkel wie normaler Harn.

Das specifische Gewicht steht im umgekehrten Verhältniss zur Menge, aber manches Mal ist es niedrig, wenn die Menge gering ist. Gewöhnlich ist es niedriger bei den chronischen Formen wie bei der acuten.

Die Menge des Albumens ist in der entzündlichen Form, während ihres ganzen Verlaufs, beträchtlich, sehr selten ist gar kein Albumen vorhanden. Bei den anderen Formen ist das Albumen weniger reichlich und fehlt manches Mal ganz.

Blut im Harn kann bei jeder Form vorkommen, am häufigsten findet es sich in frühen Stadien der entzündlichen. Die verschiedene Art der Cylinder bietet keine Anhaltspunkte. Er hat häufig hyaline (sogenannte wachsige) Cylinder in den frühesten Stadien der entzündlichen Formen zugleich mit epithelialen, granulirten und fettigen Cylindern gesehen.

3. Die Wassersucht

deutet eine Entzündung der Harnkanälchen an. Sobald diese vorhanden ist, tritt Wassersucht auf. Sie fehlt während des ganzen Verlaufs der rein wachsigen und der Schrumpf-Niere, oder ist nur in geringem Grade vorhanden. Aber sie tritt bei den mit diesen Krankheiten behafteten Patienten ausnahmslos auf, wenn zu ihnen Entzündung hinzutritt.

Was die Complicationen betrifft, so deutet eine gleichzeitig bestehende Lebervergrösserung, welche eine wachsige Degeneration annehmen lässt, auf eine gleiche Veränderung der Niere hin. Eine Neuro-Retinitis lässt mit ziemlicher Sicherheit auf eine cirrhotische Form schliessen. Hypertrophie des Herzens findet sich in den vorgerückten Stadien aller Formen, aber am häufigsten bei der cirrhotischen.

Virchow[1]) bemerkt in seiner Cellular-Pathologie, dass die in dem Bilde des Morbus Brightii zusammengefassten Affectionen auseinanderzulösen sind in die amyloide Degeneration, die parenchymatöse Nephritis und die indurative Form, bei welcher wesentlich das interstitielle Gewebe sich verändert. Bei der parenchymatösen Nephritis haftet die Erkrankung an dem Epithel der Niere, bei den indurativen verändert sich überwiegend das interstitielle Gewebe, in-

---

[1]) Virchow, Cellular-Pathologie. IV. Auflage 1871 S. 381. 447.

dem Verdickungen um die Kapseln und die Harnkanälchen entstehen, Abschnürungen, Verschrumpfungen zu Stande kommen und dadurch mechanische Hemmungen des Blutstromes hervorgebracht werden, welche natürlich mit Secretions-Veränderungen zusammenfallen müssen. Dass aber die Veränderung am Epithel bei der parenchymatösen Nephritis als Entzündung, als unmittelbare Wirkung der Entzündungs-Ursache und nicht etwa als Folge einer primären Veränderung im Interstitialgewebe angesehen werden muss, ist unzweifelhaft. Es giebt sehr ausgedehnte interstitielle Nephritiden, bei denen das Epithel wenig oder gar nicht verändert ist und ebenso die stärksten parenchymatösen Formen, bei welchen wenigstens von Anfang an, das Interstitialgewebe ganz intact ist.

Kelsch[1]) erklärt in Anschluss an Traube und Klebs, dass nur die interstitielle Nephritis den Namen Morbus Brightii verdient (pag. 750) und dass nichts zur Annahme einer parenchymatösen Nephritis berechtigt (pag. 740).

Bartels[2]) beschreibt 3 Formen diffuser Nieren-Entzündung: die acute parenchymatöse, die chronische parenchymatöse und die interstitielle Entzündung der Nieren. Bei der ersteren finden sich die einzig wesentlichen Veränderungen an dem Epithel der Harnkanälchen und an der intertubulären Substanz. In leichteren Fällen ist nur ersteres geschwollen und durch Einlagerung körniger Massen getrübt, am interstitiellen Gewebe treten keine deutlich wahrnehmbaren Veränderungen hervor. Niemals aber werden dieselben in

[1]) Kelsch, Revue critique et Récherches anatomo-pathologiques sur la maladie de Bright. Archives de Physiologie 1874 IIème Serie Tome I. pag. 722. — Ich glaube aus dieser Kritik eine kleine Blumenlese geben zu müssen, für welche deutsche Höflichkeit nur Schweigen als Antwort hat. Es heisst da: „Alles was von Reinhardt (1848) bis Traube (1860) über diese Frage geschrieben worden ist, muss umgearbeitet werden“ (pag. 747). „Die Verantwortung für eine Confusion, welche das Hauptobject dieser Kritik ist, fällt auf die deutsche histologische Schule, auf die vorgefassten Meinungen, die voreiligen (prématurées) Behauptungen Virchow's und Reinhardt's“ (pag. 750). „Die diffuse oder richtiger gesagt confuse Nephritis Reinhardt's löst sich auf in die Formen“ etc. (pag. 752).

[2]) Bartels, Handbuch der Krankheiten des Harnapparats in v. Ziemssen's Handbuch IX. Band 1. Hälfte Leipzig 1875.

den höheren Graden der allgemeinen Nierenschwellung vermisst. Zwischen den durch die Schwellung ihres Epithelbelags ausgedehnten und verbreiterten Harnkanälchen erscheinen auch die Interstitien breiter und in dieselben eingelagert eine mehr oder weniger reichliche Menge lymphoider Zellen. Mit der Dauer der Nierenschwellung treten in den Epithelien immer reichlicher Fetttröpfchen auf. Keinenfalls haben mit den Veränderungen der Epithelien, welche ja in den leichteren Fällen ganz allein bestehen, die Vorgänge im interstitiellen Gewebe etwas zu schaffen, die Epithelien sind von vorn herein bei dem Entzündungsprocesse durch Aufnahme von Exsudat betheiligt (pag. 316).

Die zweite Form, die chronische parenchymatöse Entzündung der Nieren, geht in der Minderzahl der Fälle aus der acuten Entzündung hervor, in der grössten Mehrzahl verläuft sie von vorn herein schleichend. Ein Uebergang von der acuten zur chronischen Nephritis ist sowohl nach Scharlach als auch bei der in der Schwangerschaft auftretenden Nephritis beobachtet worden, dagegen ist ihm ein solcher nach Cholera und Diphtherie nicht bekannt geworden.

Die von vorn herein chronisch verlaufende parenchymatöse Nephritis entwickelt sich auffallend häufig im Verlaufe von Krankheitsprocessen, welche mit anhaltender Eiterung verbunden sind, von Knochen- und Gelenkleiden, den schweren Formen inveterirter Syphilis, phthisisch-ulceröser Zerstörung der Lungen etc. Ein guter Theil der Fälle von Albuminurie, welche nach den genannten Leiden auftritt, ist nicht als Folge einer amyloiden Entartung der Nierengefässe anzusehen, sondern eine Folge dieser chronischen Entzündung, welche sich sehr häufig (pag. 293) freilich fast nur bei syphilitischen (pag. 491) mit amyloider Degeneration der Gefässe combinirt. Wahrscheinlich haben dann beide Processe als Coeffecte einer und derselben Ursache gleichzeitig begonnen.

Die microscopischen Veränderungen der in Folge dieser Entzündung stark geschwollenen Nieren betreffen sowohl die Harnkanälchen als auch die intertubuläre Substanz. Die Epithelien der ersteren sind nur theilweise erhalten, die vorhandenen aber durchweg beträchtlich vergrössert und oft durch Fettkörnchen getrübt. Die letztere ist verbreitert theils durch Quellung mit flüssigem Exsudat, theils durch entzündliche Wucherung der vorhandenen

Bindegewebs-Elemente, theils endlich durch Einwanderung zahlloser weisser Blutkörperchen.

Auch die chronische Form der parenchymatösen Nierenentzündung kann rückgängig werden und die Function durch Herstellung der normalen Structur zur Norm zurückkehren. Er sah völlige Genesung nach 18monatlichem Bestande einer nach Scharlach aufgetretenen Nierenentzündung, so wie in einem Falle, in welchem der Kranke nach heftiger Erkältung von Nephritis befallen war und ein ganzes Jahr lang wegen hochgradiger Wassersucht das Bett hüten musste. Andererseits aber kann diese Affection durch anhaltende entzündliche Hyperplasie des interstitiellen Gewebes eine Obliteration noch wegsamer Glomeruli und eine noch weitere secundäre Atrophie absondernden Nierenparenchyms und so secundäre Nierenschrumpfung herbeiführen. Die Nieren sind dann viel kleiner, wie auf der Höhe der Krankheit, aber selten erheblich keiner wie normale Nieren. Die Oberfläche der Niere ist uneben und höckrig durch bindegewebige Einziehungen. Die prominirenden Theile sind manchmal blass und haben dann den gelblichen Farbenton bewahrt, welchen das Parenchym auf der Höhe der Krankheit hatte.

Bei der dritten Form, der interstitiellen Entzündung oder Bindegewebs-Induration der Nieren zeigt die microscopische Untersuchung, dass die Verkleinerung des Organs durch den massenhaften Untergang der eigentlichen Drüsensubstanz, der Harnkanälchen mit ihren Epithelien und Gefässen herbeigeführt ist. Ausserdem findet sich eine grosse Zahl verödeter Gefässknäuel, welche von concentrisch verlaufenden und zu einer dicht anliegenden Kapsel vereinigten Faserzüge umgeben. In manchen Fällen besteht eine fleckweise Schrumpfung, welche stets vom Hilus der Niere her beginnt, so dass die Oberfläche derselben in mehr oder weniger grosser Ausdehnung und zwar ungleichmässig eingesunken erscheint; zwischen den höckrigen und eingesunkenen Stellen befinden sich inselförmig andere, welche mit glatter Oberfläche über die Umgebung prominiren.

Diesen Process erklärt Bartels für das Resultat einer primären Wucherung des intertubulären Bindegewebes, und ganz unabhängig von den anderen Formen von Nierenentzündung. Er führt von vorn herein zu einem Schwund der Drüsensubstanz, dem keine entzündliche Schwellung des Gesammt-Organs vorausgeht. Dieser

Schwund befällt nicht gleichzeitig die ganze Masse der Rindensubstanz, sondern tritt fleckweise an der Oberfläche auf und breitet sich sehr allmälig von den zuerst befallenen Flecken in die Fläche und in die Tiefe aus. Doch stellt er nicht in Abrede, dass in seltenen Fällen diffus entzündliche Processe neben schon bestehender Schrumpfung auftreten können, ebenso wie eine acute Nephritis haemorrhagica gleichfalls in seltenen Fällen den Anstoss zur Entwickelung des Schrumpfungsprocesses geben kann. Für solche Fälle wo neben hypertrophischer Bindegewebsentwicklung und Schrumpfung der Nieren noch amyloide Gefässentzündung vorkommt, nimmt er an, dass die durch genuine Nierenschrumpfung herbeigeführte Kachexie das Primäre gewesen und die Veranlassung zu einer secundären Amyloid-Entartung der Gefässe in den Nieren und den anderen Organen geworden ist.

Als besonderes Unterscheidungs-Merkmal dieser primären Nierenschrumpfung von der secundären Form, welche zuweilen den Ausgang einer chronisch-parenchymatösen Nephritis ist, ist der Umstand erwähnt, dass es bei secundärer Schrumpfung nie zu so excessiver Verkleinerung der Nieren kommt, wie bei ausgeprägten Fällen genuiner Schrumpfung. Es ist schon ungewöhnlich, wenn die früher grosse geschwollene Niere wieder so verkleinert wird, dass sie an Umfang einer normalen Niere gleicht, sehr selten findet man sie noch kleiner.

Lecorché[1]) unterscheidet zwei Arten von Nephritis, die parenchymatöse und die interstitielle.

Die parenchymatöse theilt er in die oberflächliche oder leichte Form und in die tiefe oder schwere Form. Jene charakterisirt sich durch die Erkrankung der graden Harnkanälchen, der Bellini'schen Röhrchen und der Ludwig'schen Sammelröhrchen und verhält sich zu dieser wie der Bronchialkatarrh zur Bronchitis capillaris. Sie tritt am häufigsten auf nach Masern, Scharlach, Pocken, Erysipelas, Typhus, Cholera, Diphtheritis, ferner bei Tuberculose, Krebs, Diabetes, ebenso wie nach Gebrauch toxischer Stoffe, der Cubeben, der Scylla, der Canthariden. Bei der tiefen oder schweren parenchymatösen Nephritis, welche er mit dem Morbus Brightii identificirt, befällt die Entzündung das Epithel der gewundenen Kanäl-

---

[1]) Lecorché, Traité des maladies des reins. Paris 1875.

chen und besteht am häufigsten ausschliesslich hier, kann sich jedoch auch mit einer Entzündung der graden Abschnitte der Harnkanälchen, also mit einer oberflächlichen Nephritis vergesellschaften oder dieselbe compliciren. Mit einigen Modificationen unterscheidet er im Anschluss an Frerichs 4 Perioden. — In der ersten besteht hochgradige Hyperämie, welche bis zum Bluterguss in die Kanäle und in das interstitielle Gewebe führen kann und Desquamation der Epithelien zur Folge hat. Das interstitielle Gewebe zeigt eine sehr starke seröse Infiltration, welche in Gemeinschaft mit der Hyperämie zur Volumszunahme des Organs führt. — Auf die Periode der Hyperämie folgt die der Hyperplasie oder Proliferation. Hierbei ist ein Theil der gewundenen Kanälchen mit grossen isolirten Epithelzellen gefüllt, welche körnig entartet, ja manches Mal schon zerfallen sind; in anderen haben sich die Epithelien von der Innenfläche gelöst, sind aber an einander haften geblieben und bilden so eine Art von epithelialem Cylinder. Das für die Natur des Prozesses Wesentlichste aber ist, dass in beiden Fällen die innere Fläche des Kanälchens sich sehr rasch mit einer Lage neugebildeter Epithelzellen bekleidet, welche freilich dem Geschicke verfallen wieder abgestossen zu werden, wenn die Krankheit keinen Stillstand macht. Ein beachtenswerther Unterschied dieser Affection von der superficiellen Nephritis besteht darin, dass wegen der Verengerung der gewundenen Kanälchen bei ihrer Einmündung in die Sammelröhrchen der epitheliale Detritus nur schwer in Form von Cylindern herausbefördert werden kann, sich darin anhäuft und eine fettige Umwandlung erfährt. — In der dritten Periode, der der regressiven Metamorphose oder der Verfettung, zeigt sich die Veränderung in zwei verschiedenen Formen. Entweder ist die Niere auf ihrer Oberfläche gleichmässig weiss und zeigt mehr minder ausgedehnte gelbliche Flecke, welche einer Verfettung der Epithelien theils der Glomeruli, theils der gewundenen Kanälchen entsprechen, oder die Niere ist gleichmässig voluminös und zeigt allgemein gelbliche Färbung, weil die fettige Entartung vollständig ist und ohne Unterschied alle Theile der Rindensubstanz sowohl der Glomeruli als auch der gewundenen Kanälchen befallen hat. Hierbei finden sich colloide Massen in der Niere, und zwar in Form von Cylindern in Henle's schleifenförmigen Kanälchen, als mehr kuglige Gebilde in den Kapseln der Glomeruli. — Die vierte Periode ist die des Nierencollapses. Anfangs sieht man weissliche Vertiefungen, welche durch gelbe Erhabenheiten, die letzten Beweise der fettigen Entartung, getrennt sind, so dass die Niere wie gefurcht-genarbt erscheint. Später verschwinden die Erhabenheiten, die Niere ist dann wenig voluminös, durchweg weisslich mit einigen dunkelbläulichen Flecken versehen, welche auf das Vorhandensein von Glomerulis zurückzuführen sind, bei denen das Epithel verschwunden ist, welches die Innenfläche ihrer Kapsel bedeckt. Das Bindegewebe zeigt nur wenig beträchtliche Veränderungen, ja es kann ganz unverändert sein.

Bei der interstitiellen Nephritis ist das Bindegewebe primär afficirt. Auch hier unterscheidet Lecorché 4 Perioden. Die erste ist die der Hyperämie. — In der zweiten, der der Hyperplasie, ist das interstitielle Bindegewebe mit neuen Zellen gefüllt. Einen weiteren Fortschritt braucht die Krankheit nicht zu machen, sondern es kann eine Resolution eintreten, indem die neuen Zellen fettig degeneriren und das Fett resorbirt wird. Ist das aber nicht der Fall, dann tritt die Krankheit in die — dritte Periode, in welcher sich die Zellen zu Bindegewebe umwandeln. — In der vierten Periode tritt eine Schrumpfung des neugebildeten Bindegewebes ein. Dasselbe hat eine nur geringe Vitalität. Es erfährt entweder eine käsige oder, was noch häufiger geschieht, eine fettige Metamorphose. Wenn eine parenchymatöse Nephritis zu dieser interstitiellen hinzutritt, so ist sie wohl nur eine Folge der Ausbreitung der Entzündung auf die Epithelien der Harnkanälchen anzusehen.

Die interstitielle Nephritis tritt entweder primär auf nach Erkältungen oder secundär nach tiefer parenchymatöser Nephritis oder Morbus Brightii, nach Nierensteinen, Krebs, Tuberkeln, Cysten, fremden Körpern in der Niere, Abscessen, Embolien und Pyelitis, ferner nach Krankheiten der Blase und Prostata, nach Pocken, Masern, nach Diabetes, Syphilis, Gicht, endlich nach Herzkrankheiten, insbesondere nach Mitralklappenaffectionen. In letzterem Falle zeigen die Nieren ein gleichmässig bläuliches Aussehen, während die Stellulae Verheynii tiefblau hervortreten. Später ist das Bindegewebe mit lymphoiden Zellen infiltrirt, welche sich in Bindegewebe umwandeln. Hie und da sieht man auch gelbliche Flecke in Folge von Verfettung der Epithelien der gewundenen Kanälchen. Eine

Atrophie des Organs tritt aber unter diesen Verhältnissen nie ein. Die Nierenkapsel ist dabei verdeckt und vom Gewebe nur schwer zu trennen.

Nach Charcot[1]) umfasst der Morbus Brightii drei sowohl in pathologisch-anatomischer als auch in ätiologischer und symptomatischer Beziehung verschiedene Formen.

Die erste Form stellt sich besonders häufig bei jungen Leuten ein. Ihre Ursachen sind meist unbekannt; ausgesprochenen Einfluss auf die Entstehung derselben hat feuchte Kälte; bisweilen ist Scharlach voraufgegangen. — Der Verlauf ist ein ziemlich rapider, über 3 oder 6 Monate auch 1 Jahr sich erstreckender. — Die Symptome sind: Oedeme, Anasarca, hydropische Ergüsse in die Parenchyme und serösen Höhlen; spärlicher, oft trüber und hochgestellter Urin mit reichlichem Albumen, selten subnormalem specifischem Gewicht, reichlichen Sedimenten und hyalinen Cylindern. — Die Niere ist gross, schwer und hat eine glatte Oberfläche, ihre Rinde ist breit und blass. Es ist dies die grosse weisse Niere, die grosse glatte Niere der Engländer, die Bright'sche Niere κατ' ἐξοχήν, die parenchymatöse Nephritis, das zweite Stadium derer, welche Unitarier auf dem Gebiete der Nephritis sind. — Mikroskopisch besteht anfangs nichts weiter wie eine trübe Schwellung der Epithelien in den gewundenen Harnkanälchen, deren Lumen mit Cylindern ausgefüllt sein kann, neben welchen eine mehr oder minder beträchtliche, oft auch varicöse (Rindfleisch) Verbreiterung der Kanälchen selbst und eine Verdickung der Membranae propriae vorkommen kann. Die Henle'schen Schleifen zeigen dieselbe Veränderung, dagegen sind, wenigstens anfangs, die graden Kanälchen intact. Dabei ist keine Spur einer Vermehrung oder Wucherung der epithelialen Elemente vorhanden. An keiner Stelle findet sich eine Veränderung am Bindegewebe oder an den Gefässscheiden. — Oft tritt auch eine fettige Infiltration der Epithelien ein und zwar genau in den Abschnitten, welche der Sitz der trüben Schwellung sind. Ist diese Infiltration eine gleichmässige, dann zeigt die Niere nur statt des bleichen elfenbeinähnlichen, ein gelbes büffelhautähnliches

[1]) Charcot, Leçons sur les maladies du foie et des reins. Paris 1877.

(peau de buffle) Aussehen, aber sie bleibt gross und glatt, ohne Granulationen. Wenn aber die fettige Degeneration nur hie und da einige Gruppen der gewundenen Kanälchen befällt und die zwischenliegenden Abschnitte im ersten Stadium der Veränderung bleiben, dann stellen jene manches Mal kleine Anschwellungen dar, welche nicht nur auf der Oberfläche, sondern auch auf dem Durchschnitt wahrnehmbar sind. Obwohl nach Dickinson und manchen anderen Autoren diese fettige, gleichviel ob glatte oder granulirte Niere das letzte Stadium der parenchymatösen Nephritis darstellen soll, so sprechen doch manche Thatsachen dafür, dass bisweilen, wenn auch selten, die grosse weisse Niere mit der Zeit eine mehr oder minder ausgesprochene Atrophie erleiden und demzufolge der zweiten Form, der Schrumpfniere ähnlich werden kann, so dass der zwischen beiden angenommene Unterschied zweifelhaft erscheint. Diese atrophische Veränderung der Niere, welche auf die parenchymatöse Nephritis folgt, bezeichnet man bisweilen mit dem Namen der kleinen fetten granulirten Niere. Sie scheint auf folgende Weise zu Stande zu kommen. Nachdem die Epithelien verfettet sind, schmelzen sie gradezu ein und die Fetttröpfchen werden entweder durch den Urin entleert oder resorbirt und füllen in letzterem Falle, nach den Beobachtungen von Beer, die Lymphräume. In Folge dessen verliert eine gewisse Anzahl von Kanälchen ihr Epithel und sinkt ein, während andere minder hochgradig veränderte im ersten Stadium der körnig-fettigen Infiltration bleiben. Im Allgemeinen scheint keine bindegewebige Hyperplasie dabei vorzukommen.

Die zweite Form führt zwischen dem 50. und 60. Lebensjahre zum Tode; ihre Ursachen sind wenig bekannt, nur Gicht, Bleivergiftung, Alkoholismus dürften sicher als solche anzusehen sein. Die Krankheit ist immer von Anfang an chronisch und dauert bis zu 10 Jahren. — In mehr als der Hälfte der Fälle fehlt das Oedem. Der Urin ist besonders im Anfang reichlich bis zur Polyurie, klar, blass, von geringem specifischem Gewicht und enthält wenig Cylinder. Das Albumen ist manches Mal spärlich und kann vorübergehend ganz fehlen. In vorgeschrittenerem Stadium stellt sich auch Oedem ein oder nimmt zu, wenn es schon vorhanden war und das Albumen wird reichlicher. Als Complicationen treten auf: Hypertrophie des linken Herzens, albuminurische Retinitis, Hämorrhagien an verschiedenen Stellen, Gefässatheromatose, Pneumonie, Pericarditis, Urämie. — Die Niere ist, bis zur Hälfte verkleinert, mit ihrer Kapsel verwachsen, ihre Oberfläche röthlich, wie mit Sandkörnern granulirt. Diese Granulationen sind klein, haben nahezu die gleiche Grösse und sind gleichmässig auf der Oberfläche der Niere zerstreut, auf welcher auch hie und da kleine Cysten sichtbar sind. Auf dem Durchschnitt überzeugt man sich, dass die Atrophie die Corticalsubstanz betrifft. Es ist dies die geschrumpfte, granulirte, die kleine rothe Niere, welche man auch die Gicht- und bisweilen die Bleiniere nennt. — Auf mikroskopischen, der Oberfläche parallelen und nahe derselben entnommenen Durchschnitten, sieht man im Centrum der Lobuli die Sammelkanälchen, deren Epithel die verschiedenen Stufen der körnig-fettigen Degeneration zeigt und deren Lumen durch hyaline oder wachsige Cylinder ausgefüllt ist. Um diese centrale Region herum sucht mhn anfangs vergebens die gewundenen Kanälchen. In diesen Abschnitten finden sich vielmehr sehr zahlreiche runde oder spindelförmige, zellige, embryonale Elemente, unter denen man erst bei einiger Aufmerksamkeit die sehr eingeengten Kanälchen findet. Einige derselben enthalten noch Epithel, welches auf dem Wege körnig-fettigen Zerfalls ist, den meisten fehlt dasselbe und an seiner Stelle findet sich eine Reihe junger Zellen, welche eine neue epitheliale Decke bilden. Die Kapsel der Malpighi'schen Körperchen ist verdickt und bildet mehrere Lagen. Der Glomerulus selbst hat die fibröse Umwandlung erfahren, er sieht hyalin, glasig aus, Blut dringt in denselben nicht mehr ein. Indem so die Veränderung hauptsächlich das Bindegewebe betrifft, welches die gewundenen Kanälchen umgiebt, also zu bindegewebiger Neubildung führt und die Atrophie resp. das Zusammensinken der Kanälchen zur Folge hat, während der centrale Abschnitt des Lobulus, die Sammelkanälchen, relativ normal bleibt, muss dieser auch als Granulation auf der Oberfläche hervortreten.

Untersuchungen des Anfangsstadiums dieser Form, in welchem die Niere von normaler Grösse oder hypertrophirt sein kann, ergeben:

1. Von Anfang an ist das Bindegewebe von zelligen Elementen infiltrirt, welche der Niere das graugelbe Aussehen verleihen, das sie manches Mal in diesem Stadium hat. Die Anämie ist nur eine

scheinbare. Es findet keine Compression der Gefässe statt und, anders, wie bei der parenchymatösen Nephritis, ist eine Injection leicht ausführbar.

2. Die Harnkanälchen zeigen in dieser Zeit keine bemerkenswerthe Veränderung. Das Epithel der gewundenen Kanälchen erscheint vollkommen normal. Dagegen ist bei der parenchymatösen Nephritis das Epithel zuerst afficirt, während das Bindegewebe, wenn überhaupt, dann erst in zweiter Reihe sich erkrankt zeigt.

Das Ergebniss ist also bei der zweiten Form:

A. Für das Bindegewebe. a. Primär erfolgt die Bildung junger Zellen, welche ein embryonales Gewebe darstellen, das sich allmälig organisirt und das Aussehen von fibrillärem Bindegewebe annimmt. b. Neubildung von Bindegewebe findet besonders statt 1. um die gewundenen Kanälchen, 2. um die Glomeruli, 3. um die vornehmlichsten Gefässe. Ueberhaupt zeigen die Gefässe eine Verdickung durch concentrische Lagen, die aus einer Hyperplasie der Intima und besonders der Adventitia hervorgehen. Die Wände der Gefässe erscheinen relativ sehr verdickt, während ihr Lumen stark verengt ist. c. Das neugebildete Gewebe ist in einer bestimmten Epoche retractil.

B. Die Veränderungen der Harnkanälchen sind nur secundär. a. Die Wände der gewundenen Harnkanälchen sind verdickt, ihre Grenze gegen das umgebende Gewebe mehr und mehr verwaschen. b. Das Epithel derselben erfährt die körnig-fettige Degeneration und verschwindet. An seine Stelle treten 1. granulirte oder wachsige Cylinder, 2. eine Lage junger runder oder cubischer Zellen, welche entweder vollständig die Lichtung des Kanälchens füllen und dann sehr schwer von dem umgebenden embryonalen Gewebe zu unterscheiden sind oder in einfacher Schicht eine regelmässige Decke der Kanälchen bilden.

C. In gewissen Fällen sind die Kanälchen streckenweise abgeplattet, hie und da auch dilatirt.

Die Glomeruli sind anfangs manches Mal hypertrophirt, weiterhin erfährt ihr Bindegewebe die embryonale Transformation, aus welcher zuletzt die erwähnte fibröse hervorgeht. Jene ist der von Klebs beschriebenen scarlatinösen Glomerulitis ähnlich, nur ist ihr Verlauf ein langsamerer.

Die dritte Form entspricht der Amyloid-Niere. Die Erkrankung befällt primär die kleinen Gefässe, das Parenchym und das Bindegewebe leiden erst secundär. Scrophulose, Syphilis, Tuberculose, langwierige Eiterungen sind ihre Ursachen. Sie kommt hauptsächlich zwischen dem 20. und 30. Lebensjahre vor. Die Langsamkeit der Entwickelung, die Seltenheit der Oedeme nähert diese Form der zweiten. Das gleichzeitige Vorkommen der entsprechenden Veränderung an der Leber, den Därmen, die Seltenheit der Blutungen, der Retina-Veränderungen, der Herzhypertrophie, der Urämie characterisiren dieselbe. Makroscopisch erscheint die Niere im Beginn normal und nur die Jod-Reaction weist die Veränderung der Glomeruli nach. Stirbt der Kranke nach 1 oder 2 Jahren, dann zeigt sich das Organ in Gestalt der grossen glatten oder der grossen fettigen Niere. Sie hat ein beträchtliches Gewicht und Volumen. Es besteht eine Hypertrophie der Epithelien mit oder ohne fettige Degeneration. Ist der Tod erst nach 4 oder 5 Jahren erfolgt, dann kann man eine kleine aber blasse Niere finden. Auf ihrer Oberfläche bestehen Vertiefungen und Erhabenheiten, aber ohne das regelmässige Aussehen der Granulationen der kleinen rothen Niere. Auch Cysten kommen vor. Stets ermöglicht die Jod-Reaction die Unterscheidung dieser atrophischen Amyloid-Niere vor der Schrumpfniere der primären interstitiellen Nephritis, oder von der kleinen Niere der parenchymatösen Nephritis, welche bis zum letzten Stadium gelangt ist.

Die Nephritis scarlatinosa, welche bisher zur parenchymatösen Nephritis gerechnet wurde, ist er geneigt unter Berufung auf die Beobachtungen von Biermer (Arch. f. path. Anat. Bd. XIX.), Wagner (Arch. d. Heilk. 1867 S. 264) und Kelsch als eine Varietät der interstitiellen acuten oder subacuten Nephritis anzusehen.

Buhl[1]) identificirt Bright'sche Niere und Granularschwund; insofern aber jede Erkrankung in ihrer Entwickelung die Eintheilung in Stadien gestattet, lässt sich nichts dagegen einwenden, wenn man den Schwund der erkrankten Niere als letztes oder drittes

[1]) Buhl, Mittheilungen aus dem pathologischen Institut zu München. Stuttgart 1878 S. 38.

Stadium der Bright'schen Niere auffasst. Der histologische Schwerpunkt der Characteristik derselben ruht auf einer interstitiellen diffusen kleinzelligen Hyperplasie, welche von den Capillargefässen und dem sie umgebenden Bindegewebe ausgeht. Die Zellen sind wuchernde endotheloide Zellen, aber keine Wanderzellen. In Folge dieser Hyperplasie kommt es zum Untergange von mehr oder weniger Capillargefässen der Rinde, das Vas efferens der Glomeruli mit einbegriffen, so wie zur Degeneration der Epithelien.

Er nimmt folgende drei wohl unterscheidbare Stadien des Morbus Brightii an:

1) Die gallertige Infiltration, d. h. die Anfänge für die Bindegewebshyperplasie;
2) Die deutlich ausgeprägte Hyperplasie, bei welcher die Wucherung zur Ruhe gelangt ist und nur noch Nachschübe macht;
3) Den Granularschwund, der nun wirklich das dritte Stadium des Morbus Brightii darstellt. Der Process ist ein entzündlicher und zwar ist der interstitielle das Primäre, die Veränderung an den Glomerulis und die Degeneration so wie die Abstossung der Epithelien das Secundäre.

Meine eignen Ansichten über die diffuse Nephritis und deren verschiedene Arten gründe ich zunächst auf einen Bericht über die anatomischen Formen, zu deren Kenntniss mich eine nicht grade kurze Beobachtungszeit und ein ziemlich reichliches Material, welches mir im hiesigen Krankenhause zur Verfügung stand, geführt haben. Ich zähle dieselben zunächst der Reihe nach her, wie sie sich auf dem Leichentische darboten; ihren Zusammenhang vermag ich erst auf Grund der weiterhin zu beschreibenden experimentellen und klinischen Beobachtungen zu erweisen.

Zuvörderst aber muss ich bemerken, dass ich von der Bezeichnung „diffuse Nephritis“ diejenigen totalen Nierenentzündungen ausnehme, welche sich an voraufgegangene

Heerd-Erkrankungen anschliessen. Es ist bekannt, dass auf Traumen und Embolien, syphilitisch-gummöse Prozesse, Tuberculose der Nieren, multiple Eiterung, eine Gesammt-Erkrankung der betroffenen Niere folgen kann. Aus den hierbei stattfindenden Vorgängen lässt sich durchaus kein Schluss für die Genese der diffusen Nephritis ziehen. Denn während hier die wichtige Frage zu lösen ist, von welchen Gewebsbestandtheilen — den Epithelien, dem interstitiellen Gewebe, den Gefässen — die Erkrankung ausgeht, leiden dort entweder von vorn herein, wie bei Traumen und Embolien, alle Gewebs-Bestandtheile oder die Schädlichkeit wirkt, z. B. bei der multiplen Eiterung, so rapide auf alle Theile, dass von einem Einfluss des einen auf den anderen keine Rede sein kann oder endlich der Ausgangspunkt der Erkrankung ist, wie bei tuberculösen und syphilitisch-gummösen Prozessen, noch so wenig sicher gestellt, dass durch die Hineinziehung derselben die Lösung der Frage nur erschwert werden kann.

In gleicher Weise nehme ich die in Folge von Harngries und Nierensteinen entstandene Schrumpfniere aus.

Hiernach bleiben nur folgende diffus entzündliche Nierenaffectionen.

I. Die trüb-geschwollene Niere.

Sie hat an Volumen mehr oder weniger beträchtlich zugenommen, ist von etwas teigiger Consistenz und sieht auf der Oberfläche ebenso wie auf dem Durchschnitt trübgrau, oft blass, nach der treffenden Bezeichnung Virchow's wie gekocht aus. Die Rindensubstanz ist verbreitert. Die graden und gewundenen Canälchen sind nicht immer deutlich abzugrenzen. Unter dem Microscop erweisen sich die letzteren verbreitert; ihre Epithelien sind geschwollen, von einander schwer abzugrenzen und füllen häufig das ganze Lumen des Canälchens aus. Sie haben in Folge des Gehalts an zahlreichen dunklen Körnchen ein sehr trübes Aussehen, ihre Kerne sind nicht sichtbar, doch treten sie nach Fuchsinfärbung meist deutlich hervor.[1]) Aehnliche, aber etwas weniger hochgradige Veränderungen zeigen die Epithelien der graden Canälchen. Die Angabe, dass sich in der Niere epithellose, also leere Harncanälchen vorfinden, weil bei Lebzeiten die erkrankten Epithelien durch den Harn weggeschwemmt werden, kann ich nicht bestätigen.

In anderen Fällen hat die Niere ein mehr trübgelbes Aussehen. Sie verdankt dasselbe dem Vorhandensein von Fetttröpfchen in den Epithelien. Ein gelb geflecktes Aussehen bekommt sie, wenn nur einzelne Abschnitte der Rindencanälchen verfettet sind.

Das interstitielle Gewebe ist in vielen Fällen unverändert. Oft genug aber ist dasselbe gequollen, so dass die Interstitien etwas verbreitert aussehen. In denselben sind dann bisweilen,

---

[1]) Da im Nachfolgenden noch vielfach der Fuchsinfärbung Erwähnung geschehen muss, möchte ich nicht unterlassen, die von mir schon an anderer Stelle (11) beschriebene Methode hier in aller Kürze anzugeben und hierzu noch über die zweckmässigste Conservirung der so gefärbten Präparate zu berichten. Das dem frischen oder noch besser dem einige Zeit in doppelt chromsaurem Kali gehärteten Objecte entnommene microscopische Präparat wird erst in destillirtem Wasser ein wenig hin- und hergespült und dann in eine $^1/_2$promillige Fuchsinlösung (Fuchsin puri 0,05, Aq. destill, 100,0, solve et filtra) für 5 Minuten gethan. Hierauf wird es wieder in destillirtem Wasser ausgewaschen und in einer $^1/_5$promilligen Fuchsinlösung (Fuchsini 0,02, Aq. destill 100,0) auf dem Objectträger untersucht. Zur Aufbewahrung bleibt es in derselben Lösung. Der luftdichte Verschluss ist durch Damarharz herzustellen.

Ich halte das Fuchsin für das beste Färbemittel in allen Fällen, wo entzündliche Veränderungen bestehen. Es färbt insbesondere die Kerne der Bindegewebs-Substanzen intensiv roth. In Zellen, wo auch das Protoplasma eine röthliche Farbe bekommt, wie bei Leber- und Nierenzellen, tritt der Kern doch sehr scharf hervor. Elastische Fasern bekommen eine hell-weinrothe Farbe. Bei Untersuchung kranker Rückenmarke bin ich nicht selten von dem durch Anwendung der Fuchsinfärbung nachweisbaren Reichthum an Kernen in der Stützsubstanz überrascht worden.

besonders bei Benutzung von Fuchsin, bei weitem zahlreichere Zellen mit grossem Kern und blassem Protoplasmahof sichtbar wie unter normalen Verhältnissen.

II. Die weisse Niere.

Die Grösse derselben kann der einer gesunden gleichen oder sie übertreffen. Ihr Aussehen ist wachsbleich. Beachtenswerth ist es, dass sehr häufig der abhängigste Theil, also bei horizontaler Lage der Leiche das unterste Drittel der hinteren Fläche in Folge von Blutsenkung ein dunkel schiefriges Aussehen hat. Nicht immer ist das Ausschälen der Niere aus ihrer Kapsel erschwert. Ist dies der Fall, dann zeigt die sonst vollkommen glatte Oberfläche einzelne unregelmässig zerstreute Vertiefungen. Die Consistenz des Organs ist gewöhnlich vermehrt oder es fühlt sich bei schlaffer Consistenz auffallend elastisch an. Die Epithelien der Harnkanälchen sind abweichend von denen normaler Nieren meist deutlich von einander abgegrenzt, sehen dünn, zart und blass aus, weil sie nur spärliche Körnchen und Fetttröpfchen enthalten; ihre Kerne sind auffallend deutlich sichtbar. Dabei bedecken sie in regelmässiger Anordnung die Wand des Canälchens. Hier und da aber präsentiren sich die Epithelien als grosse unregelmässig gestaltete Stücke, welche am ehesten die Bezeichnung „schollig aussehend“ verdienen. In ihnen ist ein Kern nicht sichtbar, doch tritt er nach Fuchsin-Färbung deutlich hervor. Im interstitiellen Gewebe ist bei Fuchsin-Färbung stets eine reichere Zahl von Zellen nachweisbar wie unter normalen Verhältnissen; sie haben grosse ovale oder runde Kerne und liegen in einer Protoplasmamasse, welche sich nach den allerverschiedensten Richtungen hin verzweigt. Eine Neubildung von Bindegewebe hat niemals stattgefunden. Die Gefässwände sind verdickt in Folge einer Schwellung sowohl der Muscularis als auch der Adventitia-Zellen.

III. Die grobgranulirte (weissgelbe) Niere.

Sie ist beträchtlich kleiner wie normal, ihre Kapsel wenig leicht abziehbar, die Oberfläche von weissgelbem Aussehen und grob granulirt. Die einzelnen Höckerchen sind von ungleicher Grösse, häufig so gross wie eine halbe Linse oder halbe Erbse. Die Rinde ist verschmälert, grade und gewundene Canälchen sind nicht abzugrenzen; die Papillen im Ganzen niedrig. Unter dem Microscop sind die Malpighi'schen Körperchen häufig verkleinert, in glänzend fibröse Gebilde umgewandelt; zwischen ihnen kommen andere vor, deren Gefässknäuel ein überaus grosses Volumen bei sehr verdickter Kapsel haben. Ich habe solche von 0,3 Mm. Durchmesser wiederholt gesehen. Das Epithel der Malpighi'schen Kapseln ist verfettet, diese selbst durch zahlreiche Zellen verbreitert. Die Harncanälchen sind von überaus ungleicher Weite, einzelne sehr eng, ihr Lumen durch kleine Zellen gefüllt, andere enthalten grosse gelblich aussehende schollige Zellen, in noch anderen liegen grosse verfettete Epithelien. Das gesammte interstitielle Gewebe ist in ganz gleichmässiger Weise durch zahlreiche, am besten durch Fuchsin nachweisbare Zellen verbreitert, in deren Protoplasma häufig Fettkörnchen liegen. Die Wände der kleineren Gefässe sind durch Schwellung der Muscularis sowie der Adventitia-Zellen verdickt.

IV. Die weissgesprenkelte Niere.

Sie ist bisher zu der von mir beschriebenen weissen Niere gerechnet und darum von dieser angegeben worden, sie sei häufig sehr beträchtlich vergrössert, während das im Ganzen selten der Fall ist. Die hier zu schildernde Form zeigt in der grauweiss aussehenden Grundsubstanz zahlreiche Punkte und Strichelungen von mattweisser Farbe, so dass es nach der zutreffenden Characterisirung Bright's aussieht, als ob Sandkörner in die Substanz eingesprengt wären. Solche Nieren können die allergrössten Dimensionen erreichen, welche diffus entzündete Nieren überhaupt haben können. Ihre Rinde ist dem entsprechend sehr beträchtlich verbreitert; ihre Consistenz ist zäh und fest zugleich zu nennen. Das Microscop giebt über das eigenthümliche Verhalten dieser Nieren leicht Aufschluss. Die weissen, wie Sandkörner aussehenden Punkte sind durch die Anhäufung ziemlich grosser Fetttropfen im interstitiellen Gewebe erzeugt, ein Verhalten, das Bartels bei Besprechung derjenigen anatomischen Form hervorhebt, welche nach ihm der chronisch-parenchymatösen Nephritis zu Grunde liegt. Diese Fettanhäufungen im interstitiellen Gewebe gehen aus verfetteten Bindegewebszellen hervor. Von solchen finden sich noch viele vereinzelt vor; sie enthalten dann auch grosse Kerne. Ueberhaupt ist die Zahl der im interstitiellen Gewebe sichtbaren Zellen eine sehr reichliche und in Folge dessen besteht eine hochgradige Verbreiterung der Interstitien. Die Epithelien der Harncanälchen, besonders in der Rinde, sind trüb, stark geschwollen und erreichen häufig auffallend grosse Dimensionen. Ausnahmslos sind die Glomeruli und die kleineren Gefässe amyloid degenerirt.

V. Die feingranulirte Niere.

Bei dieser Veränderung ist das Verhalten der Kapsel ein verschiedenes, ohne Zweifel von der Dauer und Hochgradigkeit der Erkrankung abhängiges. In einem Stadium, welches wohl als frühes angesehen werden kann, ist die Niere sehr leicht aus der Kapsel ausschälbar, meist aber ist sie mit derselben sehr fest verwachsen. Das Organ ist dem Gefühle nach von sehr schwerem specifischem Gewicht,[1]) selten, aber doch gelegentlich einmal in den Anfängen der Krankheit,

[1]) Es fehlte mir an der nöthigen Gelegenheit, um das specifische Gewicht der verschiedenen Formen zu bestimmen, und ich kann somit in dieser Beziehung nur mein subjectives Erachten zur Geltung bringen.

bedeutend grösser wie normal. Seine Oberfläche hat ein dunkleres Aussehen wie gewöhnlich; doch ist dasselbe nicht gleichmässig, denn an sehr vielen solcher Organe treten in regelmässiger Anordnung blasse, von dunklen Höfen umgebene Punkte hervor. Dieselben entsprechen, wie das Microscop ergiebt, den Abschnitten der graden Harncanälchen. Weiterhin heben sich diese mehr und mehr heraus, indem ihre Umgebung, d. h. die Abschnitte der gewundenen Canälchen, allmälig einsinkt und damit ist die fein granulirte Niere vollkommen entwickelt. In dieser gleichmässigen und regelmässigen Anordnung der kleinen Erhabenheiten liegt der Unterschied von der oben erwähnten grobgranulirten Niere. Denn abgesehen davon, dass das weissgelbe Aussehen nur der grobgranulirten Niere eigen ist, sind auch die groben Granula von ungleichmässiger Grösse und stets bei weitem grösser, wie bei der feingranulirten Niere. Hier kann sich freilich später die Gleichmässigkeit der feinen Körnung verwischen, indem zahlreiche Cysten das Bild der Oberfläche trüben, oder indem bei der späterhin fast ausnahmslos zu Stande kommenden Verwachsung der Kapsel mit der Niere eine Trennung beider zur Abreissung eines Theils der Nierenrinde führt oder die innerste Schicht der Kapsel auf der Niere liegen bleibt. Dass aber ausser der feinen Körnung die Oberfläche auch sonst noch reichliche Unebenheiten zeigt, ist nicht selten. Auf dem Durchschnitt ist die Rinde meist verschmälert, um so mehr, je kleiner die Niere geworden ist. In den allerhöchsten Graden der Verkleinerung nimmt auch die Marksubstanz an der Veränderung Theil, die Papillen sind klein und niedrig. Microscopisch erweisen sich vorwiegend die Malpighi'schen Körperchen und die gewundenen Harnkanälchen erkrankt. Erstere sind meist in kleine fibröse hellglänzende Körperchen umgewandelt, in denen hie und da noch Kerne sichtbar sind, oder verkalkt, oder die Gefässschlingen sind kleiner geworden, füllen die Kapsel nicht mehr ganz aus und es bleibt ein Raum zwischen ihnen und der Kapsel frei, welcher häufig helle Massen enthält, die in ihrem Aussehen mit den gewöhnlichen fibrinösen Harncylindern vollkommen übereinstimmen. Bisweilen ist die Kapsel bei gleichzeitiger Verkleinerung der Gefässschlingen sehr viel weiter wie normal, ein sicherer Beweis, dass auf diese Weise der Anfang zu der in solchen Nieren so sehr häufig vorkommenden Cystenbildung gegeben ist. Einen anderen Entstehungs-Modus von Nierencysten ausser dem durch Erweiterung Malpighi'scher Kapseln und durch Vereinigung mehrerer zu einem Cystenraume, nach Verlust ihrer Wände, habe ich überhaupt nicht beobachtet, habe aber kein Recht, das Hervorgehen aus erweiterten Harncanälchen in Zweifel zu ziehen.

Ausnahmslos sind die Kapseln der Malpighi'schen Körperchen verdickt und bei flüchtiger Untersuchung hat es den Anschein, als ob eine Bindegewerbsvermehrung stattgefunden hätte, bei Zerzupfung der Präparate aber erweisen sie sich aus einzelnen länglichen Zellen zusammengesetzt und die Fuchsinfärbung weist eine reiche Zahl von Kernen in ihnen nach. Die gewundenen Harncanälchen sind gleichfalls sehr verändert. In erster Reihe fällt auf, dass sie ausserordentlich eng geworden sind. Kleine blasse Zellen mit deutlichem Kern füllen regellos ihr Lumen. Häufig ist ihre Membrana propria verdickt, doch ist dies keine besondere Eigenthümlichkeit dieser Erkrankungsform. Das interstitielle Gewebe zwischen den gewundenen Canälchen ist sehr verbreitert und in demselben überaus zahlreiche Zellen nachweisbar. Bei sehr hochgradig verkleinerten Nieren vermochte ich durch Zerzupfung der microscopischen Objecte aus dem interstitiellen Gewebe Zellen mit hellem grossem rundlichem Kern und einem sehr grossen Hofe von Protoplasma zu isoliren, welches sich nach den allerverschiedensten Richtungen hin verzweigte. Ich weiss diese Zellen kaum besser zu schildern, als wenn ich sie Polypenzellen nenne. Die graden Nierencanälchen dagegen sind, wenn es nicht bis zu den allerhöchsten Graden der Erkrankung gekommen ist, wenig verändert. Ihr Epithel ist trüb, geschwollen, wohl auch mit Fetttröpfchen gefüllt, das interstitielle Gewebe aber fast gar nicht verändert. Es gewährt ein interessantes Bild, ausgepinselte und nachher mit Fuchsin gefärbte Objecte aus solchen Nieren zu sehen. Während die Malpighi'schen Kapseln und das interstitielle Gewebe der gewundenen Canälchen beträchtlich verbreitert und zahlreiche Zellen daselbst sichtbar sind, unterscheidet sich das interstitielle Gewebe der graden Canälchen gar nicht von normalem. Auch die Gefässwände zeigen häufig ein ungleichmässiges Verhalten zwischen den graden und gewundenen Canälchen, denn nur zwischen letzteren sind dieselben verdickt durch Verbreiterung der musculären Schicht und durch zahlreich sichtbare Zellen der Adventitia. Besonders auffällig ist auch die Blutfüllung der Gefässe. Sie sind oft in der ganzen Niere strotzend gefüllt; nur vor den fibrös degenerirten Malpighi'schen Körperchen hört die Hyperämie wie abgeschnitten auf; ein Beweis dass durch diese eine Circulation des Blutes schwer oder gar nicht mehr möglich und die Gefässhyperämie eine Folge von Stauung ist.

Uebrigens habe ich noch besonders hervorzuheben, dass ich bei keiner der beschriebenen Formen von diffuser Nephritis irgend eine Spur von Bindegewebs-Neubildungen gefunden habe. Ich halte mich für berechtigt, dieselbe überhaupt für die reine diffuse Nephritis, also für die hier abzuhandelnde Erkrankung in Abrede zu stellen. Anders verhält es sich natürlich in den Fällen wo circumscripte entzündliche Prozesse z. B. embolische Heerde, Tuberkeln u. dgl. m. als Ursache oder Complication bestehen.

Damit wäre freilich die bisherige Ansicht, dass die sogenannte Schrumpfniere durch Retraction des neugebildeten Bindegewebes entsteht, ausgeschlossen. Wenn dieselbe zur Zeit allgemein vertreten wird, so lag das bisher an der Unmöglichkeit diesen Vorgang anders zu deuten als durch eine active Retraction des Bindegewebes, während demselben, wie ich weiterhin zeigen werde, eine ganz andere Ursache zu Grunde liegt. Des Weiteren aber wurde diese Anschauung veranlasst durch eine ungenügende Anwendung von Färbemitteln, welche leichter zu der Ueberzeugung von der rein zelligen Zusammensetzung des interstitiellen Gewebes führen, so wie durch die Unterlassung von Zerzupfungen des Stützgewebes. Das letztere sieht in der That bei der Untersuchung einfacher Schnittobjecte so aus, als ob es sich um fibrilläres Bindegewebe handelte, giebt man sich aber die Mühe sorgfältig ausgepinselte Präparate zu zerzupfen, dann lassen sich, und am leichtesten fast aus solchen Nieren, welche die allerhochgradigste Schrumpfung mit extremer Verkleinerung zeigen, aus denjenigen Stellen, welche fast ganz aus Bindegewebe zu bestehen scheinen, jene erwähnten Polypenzellen mit hellem rundem Kern und zahlreichen Ausläufern isoliren, welche letzteren sich vielfach verflechten und den Anschein hervorrufen, als ob es sich um Bindegewebsfasern handelte. Bei längerer Vertrautheit mit diesen Zellen erkennt man ihre vielfach sich verflechtenden Ausläufer, zwischen denen mit heller Flüssigkeit gefüllte kleine Lacunen bestehen, auch auf feinen Schnittpräparaten wieder und überzeugt sich um so leichter von ihrer protoplasmatischen Natur, wenn man die überaus zahlreichen zugehörigen Kerne durch Fuchsin besser sichtbar gemacht hat.

Ueberblicken wir nunmehr die anatomischen Veränderungen je nach den erkrankten Gewebsbestandtheilen, so finden sich afficirt: ausnahmslos die Epithelien der Harnkanälchen; fast ausnahmslos, denn bei der trüb-geschwollenen Niere ist es nicht immer der Fall, die Interstitien, welche verbreitert sind durch zahlreich sichtbare Zellen, und, ebenfalls nicht immer erkrankt, die Gefässwände, deren Muscularis und Adventitia verdickt ist. Damit ist die für die gesammte pathologische Anschauung hochwichtige Frage zur Entscheidung nahegelegt, von welchem dieser Theile geht die Erkrankung aus? Beginnt sie in verschiedener Weise, entweder an den Epithelien oder am interstitiellen Gewebe, beginnt sie ausschliesslich an einem dieser beiden Gewebsbestandtheile oder fängt sie, entsprechend der neueren Entzündungs-Theorie Cohnheim's, an den Gefässwänden an? Naturgemäss liegt es zu allernächst, daran zu denken, dass die Krankheit an den Epithelien beginnt, da diese in allen Fällen sich verändert zeigen. Doch steht einer solchen Ansicht in erster Reihe die zu mächtiger Gültigkeit gelangte Anschauung einer Reihe bewährter Autoren (Buhl, Friedländer, Klebs, Kelsch) entgegen, welche die Erkrankung der Epithelien als eine Nutritions-Störung, nicht als Folge eines primär dieselben betreffenden entzündlichen Vorganges ansehen und letzteren ausschliesslich in das interstitielle Gewebe verlegen. Ja es ist, um diese Anschauung als eine für alle Fälle gültige hinstellen zu können, für die trüb-geschwollene Niere, bei welcher ja in vielen Fällen die Interstitien intact sind, ein primäres Oedem des interstitiellen Gewebes supponirt worden, welches die Nutritions-Störung der Epithelien zur Folge haben sollte.

Freilich war, sobald es glückte den Nachweis zu führen, dass bei der Entzündung der Niere das interstitielle Gewebe primär erkranke, nach der obigen Anschauung, die Veränderung der Epithelien sehr leicht gedeutet, und so eine einheitliche Erklärung über das Wesen des entzündlichen Vorganges gefunden, während umgekehrt, wenn sich wirklich eine primäre entzündliche Veränderung der Epithelien erweisen liess, zur Zeit jede Möglichkeit fehlt, einen causalen Zusammenhang zwischen der Erkrankung des Epithels und der des interstitiellen Gewebes zu eruiren.

Und dennoch ist ein solcher vorhanden, wie ich in den nachfolgenden Zeilen erweisen zu können hoffe, ebenso wie es mir gelingen dürfte die Erkrankung der Epithelien bei der diffusen Nephritis als eine primär entzündliche zur Geltung zu bringen[1]).

Ich gehe zu dem Zwecke von einer in ätiologischer Beziehung sehr genau zu charakterisirenden und zu umschreibenden Form der diffusen Nierenentzündung aus, welche bisher nicht besonders beachtet worden ist, obgleich sie für das Verständniss des Zusammenhanges in der Erkrankung der einzelnen Gewebs-Bestandtheile eine wesentliche Bedeutung hat.

Es ist dies die in Folge von Behinderung des Harnabflusses auftretende diffuse Nephritis.

Wenn es sich aber darum handelt, ausschliesslich die Effecte der reinen Störung des Harnabflusses kennen zu lernen, dann müssen alle Formen ausgeschlossen werden, bei welchen die Fortleitung eines entzündlichen Prozesses von den Harnwegen auf das secernirende Organ statthaben kann, also dürfen diejenigen Nierenerkrankungen nicht berücksichtigt werden, welche im Gefolge von Harnröhren-Stricturen, Prostata- oder Blasenleiden auftreten- Die Pathologie bietet uns die rein mechanischen Folgen der Harnstauung in verhältnissmässig nicht seltenen Fällen, nämlich bei den ein- oder auch doppel-

---

[1]) Die hier in eingehender Weise zu berichtenden Versuche und deren Ergebnisse habe ich schon in knapper Form erwähnt in den am Schlusse unter 8, 10, 11 genannten Mittheilungen.

seitigen und in letzterem Falle meist ungleichmässigen Compression der Ureteren durch Uterus-Carcinome.

Im Gefolge derselben treten nicht selten urämische Erscheinungen auf. Gusserow und nach ihm Schröder haben auf das Vorkommen dieser Erkrankung hingewiesen, welche ich vor mehr als 10 Jahren zum ersten Male zu beobachten Gelegenheit hatte. Soweit meine Erfahrungen reichen, tritt die durch Druck des Uterus auf die Ureteren erzeugte Urämie sehr viel häufiger in der Form von Coma wie in der von Convulsionen auf.

Doch glaube ich nicht annehmen zu müssen, dass die Urämie in solchen Fällen die Folge einer einfachen Compression der Ureteren ist, wobei die Nieren intact bleiben. Ich habe in keinem derartigen Falle eine hochgradige Erkrankung der Niere vermisst und meine die Urämie nur als eine mittelbare Folge der Ureteren-Compression, als eine Folge der diffusen Nephritis ansehen zu müssen. Diese Ansicht dürfte um so mehr berechtigt sein, als die Compression der Ureteren durch Uterus-Carcinome in den meisten Fällen nur eine ganz allmählige ist.

Doch dies nur nebenher, denn vor Allem handelt es sich hier um die histologischen Veränderungen der Nieren, welche durch den von Uterus-Carcinomen auf die Ureteren ausgeübten Druck erzeugt werden. Ich habe dieselben in 4 Fällen beobachtet.

Der erste Fall betrifft eine 48 Jahr alte Frau (Sophie Wirsing, recp. in das hiesige Krankenhaus am 31. Juli 67, gestorben den 30. August 68). Die linke Niere ist von normaler Grösse, dabei von sehr harter Consistenz, die Kapsel nicht ohne Einreissen in die Rinde trennbar. Auf dem Querschnitt ist das Aussehen etwas blass, die Züge der graden Canälchen der Rinde stark verbreitert, der Ureter erweitert. — Die rechte Niere ist kleiner wie die linke, derb und fest, ihre Kapsel schwer trennbar. Die Oberfläche granulirt, die

Rinde auf dem Durchschnitt verschmälert. Das Nierenbecken ist beträchtlich dilatirt, der Ureter bis zu Daumendicke ausgedehnt. Nierenbecken und Ureter sind mit klarem Harn gefüllt.

Im zweiten Falle (Gräfner, 39 Jahr alt, recp. 20. November 68, gestorben 20. December 68) ist die linke Niere aus der ziemlich beträchtlich verdickten Kapsel leicht ausschälbar, von normaler Grösse, derber Consistenz, auf der Oberfläche und dem Durchschnitt von blassgraugelbem Aussehen. Die Rinde ist verbreitert; die Züge der geraden Canälchen in der Rinde sind von den gewundenen nicht abzugrenzen. Das Nierenbecken ist mässig dilatirt, ebenso der ganze Ureter.

Die rechte Niere ist bedeutend grösser als die linke, ihre Kapsel ist ebenfalls verdickt aber leicht abschälbar, ihre Consistenz weniger derb wie die der linken, die Oberfläche derselben ist von trübgelbem Aussehen. Auf dem Durchschnitt erweist sich die Rindensubstanz sehr verbreitert, von durchweg blassgelbem Aussehen, von zahlreichen eingesprengten tiefgelben Flecken durchsetzt. Die Unterschiede in der Differenz zwischen den geraden und gewundenen Canälchen der Rinde sind verwischt. Die Papillen sind blutig imbibirt. Die Schleimhaut des Nierenbeckens sieht etwas trüb aus; letzteres ist ditatirt, der Ureter bis zu Fingerdicke ausgedehnt.

In der linken Niere ist das interstitielle Gewebe so wie die Kapseln der Malpighi'schen Körperchen stark verbreitert und überall zahlreiche Kerne nachweisbar. In der rechten Niere sind die Epithelien zum Theil zerfallen oder in Fetttropfen enthaltende Gebilde umgewandelt, ein anderer hat bei mehr normaler Gestalt ein dunkles, trübes, körniges Aussehen. Die Interstitien und die Kapseln sind gleichfalls verbreitert und reich an Kernen.

In einem dritten Falle (Frau Bauer, 49 Jahr alt, recipirt den 10. Juli 77, gestorben 11. September 77) ist bei beiderseitiger Hydronephrose mittleren Grades die linke Niere beträchtlich vergrössert, 12 Ctm. lang, 5½ breit, 3½ dick, ihre Kapsel leicht trennbar; die Oberfläche bei mattgrau aussehendem Grunde fettiggelb gesprenkelt. Auf dem Durchschnitt ist die Rinde stark verbreitert, von sehr trübem Aussehen. Die geraden und gewundenen Canälchen sind meist nicht gut von einander abzugrenzen; wo dies möglich ist, sind die geraden Canälchen stark verbreitert und fleckweise von gelbem

Aussehen. Die Malpighi'schen Körperchen sind stark injicirt. Auch die Pyramiden sehen trüb aus und enthalten gelbliche Streifen.

Die rechte Niere ist kleiner wie normal, 8 Cm. lang, $4^1/_2$ breit, $2^1/_2$ dick. Die Kapsel ist sehr schwer, vielfach nicht ohne Einreissen in die Substanz trennbar. Die Oberfläche ist meist gleichmässig fein granulirt, von blassem Aussehen. Die graden und gewundenen Kanälchen sind leicht abzugrenzen; erstere haben ein mehr trübes, letztere ein mehr hyalin-graues Aussehen. Die Pyramiden sind klein und blass.

Die mikroskopische Untersuchung der linken Niere ergab eine hochgradige Verbreiterung des interstitiellen Gewebes durch das Vorhandensein zahlreicher rundlicher Kerne, die Epithelien der Harnkanälchen waren theils körnig, theils fettig entartet und füllten regellos das Lumen des Kanälchens aus. In der rechten Niere bestand gleichfalls eine Verbreiterung des interstitiellen Gewebes, in welchem erst nach Essigsäurezusatz reichliche, theils längliche, theils runde Kerne hervortreten.

Der vierte Fall von Uteruscarcinom (Frau Herber, 36 Jahre alt, recipirt den 2. Mai 1877, gestorben den 10. Februar 1878) hatte in beiden Nieren die gleichen Veränderungen herbeigeführt. Sie waren beträchtlich vergrössert, ihre Kapsel leicht abziehbar, die Oberfläche glatt und blass; die Consistenz sehr derb. Das Aussehen war auf dem Durchschnitt dasselbe, wie auf der Oberfläche, die Rinde sehr breit, die Papillen etwas abgeflacht, Nierenbecken und Ureteren stark ausgedehnt.

Die mikroskopische Untersuchung ergab, dass die Epithelien ebenso gut wie das interstitielle Gewebe beträchtlich verändert war; letzteres war verbreitert und nach Fuchsinfärbung trat eine sehr beträchtliche Zahl von Kernen hervor. Die Epithelien der Harnkanälchen wichen verschiedenfach von der Norm ab. Sie waren entweder körnig getrübt oder in unregelmässig gestaltete Stücke umgewandelt, welche keinen Kern sehen liessen, sich von der Wand des Harnkanälchens losgelöst hatten und sein Lumen regellos füllten oder sie bedeckten in Form zarter, heller Epithelien, welche einen sehr deutlich abgegrenzten Kern enthielten, die Wand des Kanälchens. Letztere Art von Zellen kam am seltensten vor.

In all diesen Fällen besteht also ausser einer mehr oder

minder hochgradigen Hydronephrose eine diffuse Nephritis und zwar im ersten eine linksseitige feingranulirte Niere, im zweiten rechts eine trüb-geschwollene (gelb gefleckte), im dritten rechts eine feingranulirte sehr verkleinerte, links eine trüb-geschwollene (gelb gefleckte) Niere, im vierten beiderseits eine weisse Niere.

Legen wir diesen Veränderungen die Thatsache zu Grunde, dass sie eine Folge der Compression der Ureteren sind, dann folgt hieraus Zweierlei. Zunächst können die verschiedenen Formen der Nephritis nur darauf zurückzuführen sein, dass die Compression der Ureteren eine verschieden rasche und in verschiedenem Masse dem vollständigen Verschlusse sich annähernde war. Dann aber muss auch nothwendigerweise angenommen werden, dass die ersten Gewebs-Elemente, welche durch die Harnstauung betroffen wurden, die Epithelien der Harnkanälchen waren und dass sich erst an ihre Erkrankung die des interstitiellen Gewebes anschloss.

Diese Schlussfolgerungen aber sind nicht stringent genug, um Jemand, der die Ansicht hat, die diffuse Nephritis nehme ihren Anfang mit einer entzündlichen Erkrankung des interstitiellen Gewebes, zu anderer Meinung zu bringen, zumal da bei Zugrundelegung der Anschauung einer eher necrotischen, durch Ernährungs-Störung herbeigeführten Veränderung der Epithelien in Folge der primären interstitiellen Entzündung für das hier vorliegende Verhalten die Deutung nicht fehlen dürfte, dass durch die Harnstauung eine Nutritions-Störung, ein necrotischer Prozess und gleichzeitig eine interstitielle Entzündung herbeigeführt werde[1]). Freilich wäre dann wohl der Nachweis nöthig gewesen, dass wirklich Epithelien necrotisch

[1]) Lange, nachdem diese Zeilen niedergeschrieben waren, ging mir die Arbeit Weigert's über die Bright'sche Nierenerkrankung vom pathologisch-anatomischen Standpunkte (Volkmann's Vorträge 162—163) zu, in welcher er eine ähnliche wenn auch nicht grade vollkommen übereinstimmende Anschauung vertritt.

geworden, zerfallen sind, aber auch das Gegentheil zu erweisen würde in solchen Fällen nicht leicht sein.

Diese Frage konnte nur auf experimentellem Wege bestimmt entschieden werden. Bei Unterbindung je eines Ureters, nach welcher das Leben des Versuchsthieres, wie ich von vorn herein, und mit Recht, annahm, lange Zeit bestehen konnte, musste, wenn meine auf Grund meiner ganzen pathologischen Erfahrung zu sicherer Ueberzeugung gewordene Annahme, dass bei der diffusen Nephritis die Epithelien primär entzündlich erkranken, eine berechtigte war, zunächst eine parenchymatöse Entzündung der Epithelien eintreten und erst hinterdrein an diese die Veränderung des interstitiellen Gewebes sich anschliessen.

Ich nahm meine Versuche an Kaninchen vor, bei denen ich stets den linken Ureter unterband, weil derselbe leichter zugänglich ist. Da die linke Niere ausnahmslos im linken Hypochondrium fühlbar ist, braucht man nur unterhalb derselben und etwas nach der Wirbelsäule zu die Incision zu machen, die Bauchmuskeln und die Fascie zu trennen, das Bauchfell nach der Wirbelsäule hin zurück zu präpariren, um den Ureter ohne Verletzung des Peritonäums unterbinden zu können. Bei jungen Thieren ist dieselbe freilich etwas schwer zu vermeiden.

Die Beschreibung der Versuche ordne ich in Folgendem nach der Dauer der Unterbindung.

1. Versuch. Unterbindung des linken Ureters bei einem kleinen Kaninchen. Verletzung des Peritonäums mit Vorfall von Därmen. Das Thier stirbt nach 36 Stunden.

Die rechte Niere ist dunkel mattglänzend. Sie ist 25 Mm. lang, 20 breit, 14 dick. In der Rinde haben bei der mikroskopischen Untersuchung die graden ebenso wie die gewundenen Kanälchen ein gleichmässig dunkles gekörntes Aussehen; die Kerne der Epithelien sind meist deutlich sichtbar. Nach längerer Härtung in doppelt chromsaurem Kali haben die Kanälchen ein mehr hellglänzendes starres Aussehen. Ihre Breite beträgt durchschnittlich 27 μ. Auf Querschnitten ist fast ausnahmslos ein Lumen deutlich zu sehen. Die Gefässe in den Interstitien der Rindensubstanz sind sehr hyperämisch, ebenso die Malpighi'schen Körperchen; auf den Gefässschlingen der letzteren liegen vereinzelte rothe Blutkörperchen. Die Epithelien der Kanälchen der Papille haben im Ganzen ein helles Aussehen, obwohl einzelne dunkle Körnchen in denselben vorhanden sind.

Die in der Umgebung der linken Niere befindlichen Därme sind mit etwas Eiter bedeckt, ebenso die Kapsel der Niere, unter welcher sich ein paar hämorrhagische Stellen finden. Die linke Niere selbst hat ein blasses Aussehen, ist 28 Mm. lang, 21 breit, 20 dick; ihr Becken, so wie der Ureter bis zur Unterbindungsstelle sind mässig stark ausgedehnt. Der erste und auffälligste Befund bei der mikroskopischen Untersuchung ist das Vorhandensein einer ausserordentlich grossen Zahl von vollkommen blassen Fibrincylindern in den Rindenkanälchen, aus welchen sie in mehr oder minder beträchtlicher Länge herausragen, überall umgeben von den Epithelien. In die Harnkanälchen hinein lassen sie sich nur auf ganz kurze Strecken hin verfolgen, weil sie durch die Epithelien verdeckt werden. Vielfach finden sich auch freie Cylinder in der das mikroskopische Object auf dem Objectträger umgebenden Flüssigkeit. Die graden Kanälchen der Rinde zeigen meist sehr schöne, deutliche, gut von einander abzugrenzende Epithelien mit deutlich sichtbaren Kernen, nur in wenigen Kanälchen sind die Zellen mit dunklen Körnchen mässig gefüllt. Die gewundenen Kanälchen der Rinde sind fast allesammt durch dunkle Körnchen oder feine Fetttröpfchen getrübt; die Zellen nicht von einander abzugrenzen, die Kerne derselben nicht sichtbar, vielfach auch das Lumen der Kanälchen geschwunden. Durch Fuchsinfärbung aber sind die Kerne in den getrübten Epithelien fast ausnahmslos nachweisbar. Ein sehr instructives Bild bieten die wenigen Fälle, in welchen ein aus einem Kanälchen herausragender Cylinder sich in ein Kanälchen hineinerstreckt, dessen Epithelienkerne mit Fuchsin gefärbt sind. Mit der Dauer der Härtung der Niere in doppelt chromsaurem Kali ist die Zahl der nachweisbaren Cylinder eine immer geringere und nach zweimonatlicher Härtung sind nur noch wenige durch Zerzupfen des Präparates nachweisbar.

Die Malpighi'schen Körperchen sind im Ganzen blass, vielfach von ihrer Kapsel abgedrängt, als ob sich zwischen Beide eine Flüssigkeit ergossen hätte. Das Epithel der Kapsel erscheint geschwollen.

Die Epithelien in den Kanälchen der Papille sind im Ganzen etwas trüb durch einen mässig reichlichen Gehalt an dunklen Körnchen.

Die interstitielle Substanz der Niere verhält sich, auch bei Fuchsinfärbung, genau so wie die einer normalen Niere.

2. Versuch. Einem kleinen Kaninchen wird der linke Ureter unterbunden. Nach 3 Tagen wird das Thier durch Injection von Luft in eine Ohrvene getödtet.

Die rechte Niere sieht blassgrau aus und ist 22 Mm. lang, 15 breit, 11 dick. Bei der Untersuchung der frischen Objecte in einer 5procentigen Lösung doppelt chromsauren Kali's zeigen sich die Harnkanälchenepithelien der Rinde gleichmässig körnig, ihre Kerne sind deutlich sichtbar. Nach längerer Härtung in doppeltchromsaurem Kali haben sie einen matten Glanz; die graden ebenso wie die gewundenen Kanälchen der Rinde zeigen sich gleichmässig trüb aussehend, ein Verhalten, welches besonders bequem bei Anwendung schwacher Vergrösserung, welche grössere Abschnitte zu übersehen gestattet, festzustellen ist. Die Breite der gewundenen Kanälchen wechselt zwischen 24 μ und 36 μ. Die Epithelien in den Harnkanälchen der Marksubstanz sind blass und enthalten vereinzelte feine Fetttröpfchen.

Die linke Niere sieht trübgrau aus, ist 26 Mm. lang, 19 breit, 15 dick. Ihr Nierenbecken ist mässig stark ausgedehnt. Bei der mikroskopischen Untersuchung von Schnitten, welche dem frischen Organ entnommen wurden, sind zahlreiche Fibrincylinder sichtbar, welche theils innerhalb der Epithelien der Kanälchen liegen, theils aus den Kanälchen hervorragen. Auch in der umgebenden Flüssigkeit liegt eine reichliche Zahl von Cylindern. Einige derselben erweisen sich aus unregelmässigen Stücken zusammengesetzt, welche durch helle Linien von einander abgegrenzt sind. Auch solche aus unregelmässigen Stücken zusammengesetzte Cylinder finden sich frei in der umgebenden Flüssigkeit. Ein paar Mal sah ich am Rande des in einer 5procentigen Lösung doppeltchromsauren Kali's untersuchten Präparates aus einzelnen intacten Epithelzellen helle kuglige Gebilde herausragen, welche sich nur durch ihre Form nicht durch ihr Aussehen von der Masse der aus einzelnen Stücken zusammengesetzten Harncylinder unterschieden. Die gewundenen Kanälchen der Rinde, deren Breite zwischen 24 μ und 45 μ wechselt, sind überall mit Epithel ausgekleidet, doch ist dasselbe stark getrübt und enthält feine Körnchen und Fetttröpfchen. Kerne sind in denselben nicht sichtbar, doch treten sie nach Fuchsinfärbung fast durchweg deutlich hervor. Die graden Kanälchen der Rinde sind minder stark getrübt, vielfach die Kerne der Epithelien auch ohne Fuchsinfärbung sichtbar. Besonders deutlich ist die Differenz in dem Aussehen der gewundenen Kanälchen und der minder stark getrübten graden Kanälchen bei schwacher Vergrösserung. Die Membranae propriae der Harnkanälchen sind unverändert. Das Epithel der Kapseln der Malpighi'schen Körperchen ist geschwollen. In den Interstitien der Harnkanälchen ist auch bei Fuchsinfärbung keine Abnormität vorhanden. In solchen Präparaten, welche die Harnkanälchen meist querdurchschnitten zeigen, liegen diese sehr dicht aneinander, so dass von Zwischensubstanz kaum etwas zu sehen ist. Ein Versuch, diese Schnitte auszupinseln, misslingt, weil sie in Folge hochgradiger Brüchigkeit selbst bei der sorgfältigsten Procedur zerreissen.

Die Epithelien in den Harnkanälchen der Marksubstanz enthalten im Ganzen und Grossen kaum mehr Fetttröpfchen wie die der gesunden Niere, doch sind diese meist etwas grösser. Nur an einzelnen Stellen sind die Fetttröpfchen reichlicher angehäuft.

3. Versuch. Ein grosses Kaninchen, welchem der linke Ureter unterbunden worden ist, wird 76 Stunden später durch Luftinjection getödtet, damit bestimmt festgestellt werden könne, ob sofort nach der Tödtung oder in der ersten Zeit nach der Härtung die grössere Zahl von Harncylinder sichtbar ist. Das Ergebniss fällt dahin aus, dass bei der sofortigen microscopischen Untersuchung der Objecte in einer 5procentigen Lösung doppelt-chromsauren Kalis die allermeisten Cylinder sichtbar sind und zwar sowohl aus den durchschnittenen Harncanälchen sich herausdrängen, als auch in der umgebenden Flüssigkeit auf dem Objectträger liegen. Im Uebrigen ist das Verhalten der Niere genau dasselbe, wie bei Versuch 2. Die

rechte Niere ist 35 Mm. lang, 22 breit, 13 dick, die linke 44 Mm. lang, 30 breit, 30 dick.

4. Versuch. Ein kleines graues Kaninchen wird 6 Tage nach Unterbindung des linken Ureters durch Luftinjection in eine Ohrvene getödtet. Die rechte Niere ist 25 Mm. lang, 19 breit, 10 dick, die linke ist 34 Mm. lang, 24 breit, 22 dick. Auf dem Durchschnitt ist die Rinde der letzteren von trübgrauem Aussehen, die Marksubstanz mehr hyalin-grau rosafarbig. Zahlreiche Gefässe durchsetzen dieselbe und nach der Spitze der Pupille zu sind einzelne weissliche Streifen sichtbar. Die Papille selbst ist sehr stark abgeflacht.

Die geraden und gewundenen Canälchen der Rinde der linken Niere sehen gleichmässig getrübt aus, ihre Epithelien aber sind wohlerhalten, die Kerne derselben auch ohne Fuchsinfärbung überall deutlich sichtbar. Fibrincylinder sind nicht vorhanden. Die Membranae propriae sind intact. Das Epithel der Malpighi'schen Körperchen ist ziemlich stark geschwollen. In den Gefässknäueln der letzteren ebenso wie in den intertubulären Gefässen besteht hochgradige Hyperämie. Vielfach liegen auf den Gefässschlingen der Malpighi'schen Körperchen rothe Blutkörperchen, ebenso wie sie sich frei im interstitiellen Gewebe finden. Dieses selbst ist beträchtlich verbreitert und in demselben sind sehr zahlreiche grosse meist ovale Kerne sichtbar, welche bei Fuchsinfärbung in noch grösserer Zahl hervortreten. Zerzupft man solche mit Fuchsin gefärbte Präparate, dann erweiseu sich diese Zellen von einem grossen Protoplasmahofe umgeren, welcher theils unregelmässige, theils Spindel-Form hat.

In der Marksubstanz enthalten die Epithelien grössere und kleinere Fetttropfen. Ausserdem finden sich hier ziemlich zahlreiche überaus breite Fibrincylinder, welche die in den vorher erwähnten Fällen vorhandenen Fibrincylinder der Rindensubstanz um das Dreifache an Breite übertreffen.

5. Versuch. Einem grossen grauen Kaninchen wird bei der Unterbindung des linken Ureters das Peritonäum verletzt. Nach 6 Tagen erfolgt der Tod an diffuser Peritonitis.

Die rechte Niere ist von dunklem Aussehen, die Rinde auf dem Durchschnitt hyalingrau. Das Organ ist 28 Mm. lang, 21 breit, 51 dick. Die linke Niere ist auf der Oberfläche so wie auf dem Durchschnitt von trübgrauem Aussehen, 38 Mm. lang, 28 breit, 22 dick ihr Nierenbecken nur wenig erweitert. Die Canälchen der Rinde sehen gleichmässig getrübt aus, ihr Epithelbesatz ist erhalten; nach Fuchsinfärbung treten überall die Kerne deutlich hervor. Die Epithelien der Malpighi'schen Kapseln sind geschwollen, die Gefässknäuel sehen hell und blass aus. Die Interstitien sind sehr beträchtlich verbreitert und in ihnen grosse ovale Kerne sichtbar. Nach Anwendung von Fuchsin treten dieselben sehr deutlich hervor, vielfach aber sind sie nicht oval, sondern ganz unregelmässig gestaltet. Mitten unter diesen grossen Kernen liegen manches Mal 2, ja 3 Kernen dicht bei einander, die zusammen nur den Raum einnehmen, welchen ein einzelner grosser Kern inne hat.

Die Canälchen der Marksubstanz sind mit dunklen Körnchen getrübt.

6. Versuch. Bei einem kleinen Kaninchen, welchem der linke Ureter unterbunden wird, findet gleichzeitig eine Verletzung des Peritonäums statt und es erfolgt ein Vorfall mehrerer Darmschlingen. Nach 9 Tagen wird dasselbe todt gefunden.

Die rechte Niere sieht gut braun aus, ist 26 Mm. lang, 15 breit, 10 dick. Die Rindencanälchen sind trüb und enthalten kleine glänzende Fetttröpfchen. Das interstitielle Gewebe ist intact. In der Marksubstanz ist das Epithel von trübem Aussehen und die Gefässe stark hyperämisch.

Die linke Niere sieht blassgelb aus, ist 33 Mm. lang, 24 breit, 23 dick. Die geraden und gewundenen Canälchen der Rinde sind getrübt durch dunkle Körnchen und enthalten Fetttröpfchen, welche die in der rechten Niere vorfindlichen an Grösse übertreffen. In einzelnen gewundenen Canälchen sind die Zellen von der Membrana propria, welche an manchen Stellen etwas verdickt erscheint, abgefallen, stehen von einander ab und füllen beinahe das ganze Lumen der Canälchen. Ihre Protoplasma ist etwas dunkel und enthält einen hellen runden Kern. Ein einziges Mal fand sich hier, nach längerer Härtung der Niere unter ziemlich zahlreichen microscopischen Schnitten in einem geraden Rindencanälchen dessen Epithelien getrübt und nicht von einander abzugrenzen waren, ein hyaliner Cylinder. Die Interstitien der Rindensubstanz sind beträchtlich verbreitert, aber es finden sich in denselben nicht mehr jene grossen

Zellen mit ovalem Kern, wie in Versuch 4 und 5, sondern kleine mehr runde Kerne, welche sehr gut nach Fuchsinfärbung hervortreten. Zwei ja auch drei dieser kleinen Kerne zusammen, sind vielleicht so gross, wie einer jener ovalen Kerne.

7. Versuch. Kleines Kaninchen. Unterbindung des linken Ureters. Tödtung des Thieres durch Luftinjection in eine Ohrvene 12 Tage nach der Operation.

Die rechte Niere ist 24 Mm. lang, 16 breit, 12 dick. Sie sieht blassgrau aus. Die geraden und gewundenen Canälchen der Rinde sind in gleicher Weise von mässig trübem Aussehen, ihre Epithelien bilden eine gleichmässige Lage und grenzen sich von einander nicht ab; die Kerne derselben treten nach Fuchsinfärbung deutlich hervor. Die Interstitien sind nicht verbreitert; hie und da sind in denselben nach Fuchsinfärbung einzelne rundliche Kerne sichtbar.

Die linke Niere ist von trübem blassgelben Aussehen, 32 Mm. lang, 20 breit, 17 dick. Das Nierenbecken erweitert, mit etwas flockiger Flüssigkeit gefüllt. Auf dem Durchschnitt ist die Rinde gleichfalls blassgelb, die Marksubstanz rosafarben; die Papille etwas abgeplattet, in der Nähe ihrer Spitze einige gelbliche Züge. Die Epithelien der graden und gewundenen Kanälchen der Rinde sind von gleichmässig trübem Aussehen und nicht von einander abzugrenzen, ihre Kerne treten erst nach Fuchsinfärbung deutlich hervor. DieMembranae propriae sind überall deutlich sichtbar, die Malpighi'schen Körperchen blass. Die Interstitien sind sehr beträchtlich verbreitert und enthalten eine recht grosse Zahl von Zellen mit kleinen meist rundlichen Kernen, welche nach Fuchsinfärbung scharf hervortreten. Die kleineren Gefässe sind beträchtlich verdickt. Wesentlich hetheiligt sind dabei die Muscularis und die Adventitia; in letzterer sind die Zellen geschwollen.

8. Versuch. Ein grosses Kaninchen wird 23 Tage nach Unterbindung des linken Ureters durch Luftinjection getödtet.

Die rechte Niere sieht dunkelbraun aus, ist 38 Mm. lang, 24 breit, 18 dick. Sofort nach der Tödtung des Thieres in einer 5procentigen Lösung doppeltchromsauren Kali's untersucht zeigen sich die Epithelien gleichmässig dunkel gekörnt.

Die linke Niere ist blassgrau, 50 Mm. lang, 34 breit, 32 dick. Das Nierenbecken ist ziemlich stark ausgedehnt und enthält eine klare Flüssigkeit, in welcher rothe und weisse Blutkörperchen, grössere granulirte Zellen, aber keine Cylinder enthalten sind. Die Rindenkanälchen, frisch untersucht, sehen aus, als ob sie von einer gleichmässig hellen nur hie und da schwach und fein granulirten Masse ausgefüllt wären. Vielfach sondern sich die Epithelien als blasse Zellen mit hellem rundlichen Kern von einander ab. Die Interstitien sind sehr verbreitert.

Nach der Härtung in doppeltchromsaurem Kali ergab die mikroskopische Untersuchung: In fast allen Harnkanälchen der Rinde sind die Epithelien als einzelne deutlich von einander getrennte Zellen sichtbar. Ihr Protoplasma ist von etwas trübem Aussehen. Ihre Kerne rundlich, hell, ohne jedes Reagens oder Färbemittel deutlich sichtbar. Sie liegen entweder der Membrana propria an und lassen dann ein scharf begrenztes Lumen frei oder sie liegen regellos, an manchen Stellen Zwischenräume zwischen sich lassend, im Lumen des Kanälchens. Oefter finden sich die Kanälchen mit dünnen, zarten, blassen, scharf begrenzten Epithelien besetzt. Die Membranae propriae sind ganz ausserordentlich häufig ungleichmässig stark verdickt. Die Malpighi'schen Körperchen sind im Ganzen von etwas dunklem trübem Anssehen, kleiner wie die der andern Niere, sonst unverändert. Ihre Kapsel ist sehr verbreitert, durch eine reiche Zahl von Zellen; die Epithelien der letzteren sind beträchtlich geschwollen. In den sehr verbreiterten Interstitien sind grosse ovale Kerne und kleine rundliche Kerne ohne jedes Färbemittel sichtbar, nur treten sie, besonders die letzteren nach Fuchsinfärbung in reicherer Zahl hervor. Zerzupft man die mit Fuchsin gefärbten Präparate, dann finden sich isolirt in der Flüssigkeit nicht nur jene ovalen grossen Kerne von einem länglichen oder unregelmässig gestalteten Protoplasmahofe umgeben, sondern auch die kleinen rundlichen, etwa 6 μ im Durchmesser haltenden Kerne. Ihr Protoplasma ist rund und von geringer Breite. Die kleineren Gefässe sind allesammt sehr verdickt; ihre Muscularis und Adventitia ist stärker geworden, in ersterer sieht man die einzelnen glatten Muskelfasern häufig durch eine glänzend helle feine Zwischensubstanz von einander getrennt.

9. Versuch. Ein mittelgrosses Kaninchen wird 42 Tage nach Unterbindung des linken Ureters durch Luftinjection getödtet.

Die rechte Niere ist von blassgelbem Aussehen, 30 Mm. lang, 22 breit, 17 dick, ihre Rinde 7 Mm. breit, ihre Papille 8 Mm. hoch. Die Untersuchung dieser Niere nach längerer Härtung ergiebt, dass das Epithel der Rindencanälchen wohl erhalten ist und eine gleichmässige, mattglänzende, feingekörnte Bekleidung der Harncanälchen bildet, welche fast überall ein deutliches Lumen freilässt. Die einzelnen Epithelien sind von einander nicht abzugrenzen, ihre Kerne nicht sichtbar. Die Interstitien und die Gefässe in derselben sind vollkommen intact.

Die linke Niere ist 50 Mm. lang, 35 breit, 35 dick. Aus dem in der Nähe des Nierenbeckens angestochenen Ureter dringt eitrige Flüssigkeit heraus. Das Nierenbecken ist beinahe bis zu Wallnussgrösse durch eingedickten Eiter erweitert; es finden sich in demselben 3 kleine linsengrosse Geschwürchen. Die Papille ist zu einer durchweg 2 Mm. dicken Schicht abgeplattet. Die Rinde ist 5 Mm. breit, auf dem Durchschnitt und der Oberfläche, von welcher die verdickte Kapsel nur schwer abziehbar ist, von hyalin-blassgelbem Aussehen. Die Oberfläche selbst ist glatt. In der Rinde sind sowohl die gewundenen als auch die geraden Canälchen z. Th. von normaler Weite, z. Th. sehr verengt. Sie alle sind vollständig mit Zellen gefüllt, so dass gar kein Lumen mehr übrig bleibt. Die Zellen sind von einander gut abgegrenzt und enthalten einen ziemlich grossen deutlich sichtbaren Kern, deren jeder von einem nur schmalen Protoplasmahofe umgeben ist. Die Malpighi'schen Körperchen sind allesammt etwas kleiner wie normal und enthalten entweder blasse Gefässschlingen, oder blassglänzende, fibrös aussehende Gebilde. Das Epithel der Malpighi'schen Kapseln ist sehr gut sichtbar. Die Interstitien sind überaus stark verbreitert, nach Fuchsinfärbung treten zahlreiche Zellen in denselben hervor. Die Gefässe sind ganz ausserordentlich verdickt. Häufig kommt auch bei solchen stärkeren Calibers die (einfache) Wanddicke dem Lumen gleich.

Die hier beschriebenen Ureter-Unterbindungen boten mir ein so reiches Untersuchungs-Material, dass ich mich streng an die Aufgabe halten musste, welche ich mir gestellt habe, wenn ich diese seit langer Zeit nicht aus den Augen gelassene Arbeit zum Abschluss bringen wollte.

Ich verzichte darauf, eine Reihe von Fragen, welche sich an die Ureter-Unterbindung knüpfen, in das Bereich der Erörterung zu ziehen. So gehe ich gar nicht näher auf die Veränderungen der einen in Thätigkeit gebliebenen Niere ein, welche ja nach den Untersuchungen Valentin's an Gewicht beträchtlich zunimmt. Ich habe über dieselben nur insoweit berichtet, als es mir zum Vergleich resp. zur Unterscheidung von der durch Unterbindung des Ureters ausser Function gesetzten Niere nöthig schien.

Auf die Veränderungen der Nierenkapsel, bei denen es sich um recht interessante und beachtenswerthe Ergebnisse handelt, gehe ich nicht näher ein, weil ich sie nicht genau genug untersucht habe, um sichere Angaben machen zu können.

Und ohne weiteren Commentar sei die auffällige Verdikkung der Membranae propriae erwähnt.

Demnach habe ich nur zu erörtern, ob die Versuche meine Annahme bestätigen, welche ich auf die Untersuchung solcher menschlicher Nieren stützte, die mehr oder weniger lange unter den Folgen einer reinen Ureter-Compression gelitten hatten, insbesondere welche Ergebnisse die Versuche an die Hand geben für die Lösung der Frage, von welchen Gewebs-Bestandtheilen geht die Erkrankung aus und wie hängt die Erkrankung der verschiedenen Gewebs-Bestandtheile zusammen?

Die Niere schwillt in Folge der Ureter-Unterbindung beträchtlich an, das Nierenbecken wird ausgedehnt, jedoch nicht so hochgradig, dass die Volums-Zunahme des Organs hierauf allein zurckzuführen wäre. Es findet auch eine Substanz-Vermehrung statt.

Den wichtigsten unter den frühesten Befunden stellen die Fibrincylinder dar, welche sich innerhalb der ersten 3 Tage nach der Unterbindung ausserordentlich zahlreich in den Harnkanälchen der Rinde vorfinden. Dabei fehlt in denselben an keiner einzigen Stelle das Epithel, dasselbe ist stark getrübt durch das Vorhandensein dunkler Körnchen oder kleiner hellglänzender Fetttröpfchen. Die einzelnen Epithelzellen sind von einander nicht gut abzugrenzen, sondern liegen als gleichmässige Schicht der Membrana propria an. Ihre Kerne sind nicht sichtbar, treten aber nach Fuchsin-Färbung ausnahmslos deutlich hervor. Unter günstigen Verhältnissen gelingt es aus dem offnen Ende eines Harnkanälchens einen Fibrincylinder herausragen zu sehen, welcher innerhalb des Kanälchens von den Epithelien, deren Kerne, durch Fuchsin gefärbt, gut sichtbar sind, rings umschlossen wird. Uebrigens besteht in den ersten drei Tagen der höchste Grad der Trübung der Epithelien innerhalb der gewundenen Kanälchen der Rindensubstanz.

Nun sind für die Entstehungsweise der fibrinösen Harncylinder drei verschiedene Ansichten geltend gemacht worden. Die erste geht dahin, dass sie ein Absonderungs-Produkt der Epithelien sind; die zweite, dass sie aus einer Umwandlung der Epithelien hervorgehen; die dritte, dass sie ein Bluttranssudat darstellen. Die Letztere ist ohne Weiteres mit dem Moment, wo durch Unterbindung des Ureters die Bildung von Fibrincylindern herbeigeführt werden kann, gefallen. Es ist nicht gut anzunehmen, dass da, wo innerhalb des Nierenbeckens durch die von der Niere abgesonderte Flüssigkeit in Folge der Ureter-Unterbindung ein so hochgradiger Seitendruck besteht, dass das Nierenbecken ausgedehnt wird, eine Transsudation aus dem Blute in die Harnkanälchen stattfinden kann. Ausserdem ist aber ein solcher Vorgang nicht anzunehmen, weil die Blutgefässe resp. das interstitielle Gewebe innerhalb der ersten Tage nach der Unterbindung gar nicht verändert sind und grad in dieser Zeit Fibrincylinder in überaus reicher

Zahl gefunden werden, während sie weiterhin, wenn das interstitielle Gewebe und die Blutgefässe erkrankt sind, fast vollständig fehlen und nicht mehr gebildet werden. Ich habe überhaupt in all' den Nieren, deren Ureter länger als 6 Tage unterbunden war, trotz der zahlreichen denselben entnommenen mikroscopischen Präparate, nicht mehr wie zweimal innerhalb der Rindensubstanz Fibrincylinder gefunden. Nur in Versuch 4 fanden sich in der Markssubstanz ziemlich zahlreiche Fibrincylinder; sie waren aber von so ausserordentlicher Breite, dass als ihr Entstehungsort die Markssubstanz selbst anzusehen ist. Absolut gar keine Cylinder waren in den Nieren vorhanden, welche nach 23 resp. 42tägiger Unterbindung die hochgradigsten Veränderungen des interstitiellen Gewebes zeigten.

Aber auch die zweite Ansicht, die Cylinder seien ein Umwandlungs-Produkt der Epithelien d. h. die Substanz der Epithelien gehe als solche zu Grunde, weil sie zur Bildung der Cylinder aufgewendet wird, lässt sich auf Grund meiner Versuche vollständig widerlegen. Sie sind ja überall von wohlerhaltenen, wenn auch getrübten Epithelien umgeben und ihr Durchmesser ist nirgends grösser, wie das Lumen der Harnkanälchen weit ist, wenn die Epithelien der Membrana propria gleichmässig aufsitzen [1]). Wahrscheinlich entstehen die Cylinder

[1]) In diesem Verhalten liegt auch ein wesentlicher Unterschied zwischen Fibrincylindern und den sogenannten wachsartigen Cylindern beim Menschen. Auch hier nehmen die ersteren, wie sich sehr leicht an querdurchschnittenen Harnkanälchen, in denen Cylinder stecken, nachweisen lässt, nur dasjenige Lumen ein, welches die der Membrana propria aufsitzenden Epithelien übrig lassen, so dass ich für ihre Entstehung genau dieselben Vorgänge als gültig erachten darf, wie bei der experimentellen Erzeugung. Anders dagegen verhalten sich die wachsartigen Cylinder. Ihr Durchmesser ist sehr viel grösser wie der der Fibrincylinder und entspricht dem Durchmesser des ganzen Harnkanälchens d. h. inclusive der Epithelien. Bei ihnen lässt sich ganz im Gegensatz zu den fibrinösen die Bildung aus umgewandelten Epithelien feststellen. Man sieht oft genug am

auch an der Stelle, wo sie bei der mikroscopischen Untersuchung sich vorfinden. Denn einmal liegen sie in sehr grosser Zahl innerhalb der gewundenen Kanälchen, andererseits ist bei unterbundenem Ureter eine Locomotion nicht gut anzunehmen. Aber gleichviel, ob sie an dem Orte, wo sie sich finden, entstanden oder von ihrem Entstehungs-Orte nach dem Nierenbecken hin verschoben sind; da bei unterbundenem Ureter an keiner einzigen Stelle der Epithelbelag der Harnkanälchen fehlt, so kann zu ihrer Bildung nimmermehr eine Epithelzelle aufgewendet worden sein.

Geben wir hiernach die Möglichkeit der Entstehung fibrinöser Harncylinder durch die genannten 3 Vorgänge als erschöpft zu, dann bleibt nur noch der einzige übrig, dass sie durch die active Thätigkeit der Epithelien gebildet werden.

Für diesen Vorgang spricht nicht nur der eben befolgte Weg der Exclusion, sondern auch einige positive Befunde. Ich habe Cylinder gesehen, welche aus einzelnen unregelmässigen Stücken zusammengesetzt waren, die durch helle Linien von einander abgegrenzt wurden. Diese Linien gingen nicht nur quer durch die ganze Dicke des Cylinders, als ob derselbe aus einzelnen Scheiben zusammengesetzt wäre, sondern zogen auch der Längsrichtung nach durch den Cylinder, so dass er nicht nur seiner Dicke, sondern auch seiner Länge

---

Rande derselben einzelne Zellkerne, deren zugehöriges Protoplasma von gelblichem Aussehen ist, und nur zum Theil mit der Gesammtmasse des Cylinders verschmolzen ist, so dass derselbe, da wo mehrere solcher umgewandelter Zellen liegen, ein etwas zerklüftetes, durch die noch nicht vollständige Verschmelzung der Zellleiber bedingtes Aussehen hat. Uebrigens haben die wachsartigen Cylinder mit der Amyloid-Degeneration nichts gemein, wenn sie auch hierbei vorkommen. Ich habe sie, wenn auch nicht jedes Mal, so doch in sämmtlichen oben erwähnten Formen mit Ausnahme der trübgeschwollenen Niere, gefunden. Eine Analogie ihrer Entstehungsweise mit der der wachsigen Muskeldegeneration erscheint mir unverkennbar. (9).

nach aus einzelnen Stücken bestand. Ausserdem fand ich einige Male am Rande mikroscopischer Schnittpräparate aus Epithelzellen helle, rundliche Gebilde herausragen, welche ihrem Aussehen nach sich in Nichts von den aus einzelnen Stücken zusammengesetzten, so wie von den vollkommenen Fibrincylindern unterschieden [1]).

Es liefern also die Epithelien den Stoff, durch dessen Zusammenfliessen entsprechend dem Lumen der Harnkanälchen sich der Cylinder formt. Die Epithelien selbst aber bleiben dabei als vollkommene zellige Gebilde fortbestehen, nur bieten sie durch den Gehalt an dunklen Körnchen und Fettropfen die Kriterien der von Virchow sogenannten parenchymatösen Entzündung.

Bevor ich auf die Letztere näher eingehe, habe ich das Verhalten des interstitiellen Gewebes zu erörtern. Während nämlich die geschilderten Veränderungen an solchen Nieren zu constatiren sind, welche bis zu 3 Tagen der Ureter-Unterbindung ausgesetzt waren, zeigt sich das interstitielle Gewebe erst später an der Erkrankung betheiligt. Sechs Tage nach der Unterbindung ist eine beträchtliche Verbreiterung der Interstitien zwischen den Harnkanälchen vorhanden, während ihre Epithelien nur insofern weitere Veränderungen erfahren haben, als auch die der graden Kanälchen der Rinde sich stark getrübt zeigen und so der Unterschied von denen der

[1]) Es erschien mir nicht nöthig, bei meinem Bericht über die Einzelversuche des Vorkommens hellglänzender kugliger Gebilde Erwähnung zu thun, welche bei der frischen Untersuchung von Kaninchennieren häufig auf lange Strecken hin und dann gegenseitig einander etwas abplattend das Lumen der mit Epithelien versehenen Kanälchen füllen. Ich habe sie meist in normalen Nieren gesehen und brauche wohl kaum zu sagen, dass sie nicht die mindeste pathologische Bedeutung haben. Sie stellen nichts weiter wie eine Quellungs-Erscheinung der Epithelien dar.

gewundenen aufhört. Zunächst hängt mit der Veränderung des interstitiellen Gewebes auch die veränderte Cohärenz der einzelnen Theile zusammen. Mikroscopische Schnitte lassen sich nun ganz bequem auspinseln, während dies bei solchen aus gesunden Nieren wegen ihrer Brüchigkeit fast unmöglich ist und auch bei Schnitten aus solchen Organen, deren Ureter nur kürzere Zeit unterbunden war, nicht besser glückt.

Untersucht man diese vom 6. Tage ab verbreiterten Interstitien genauer, dann sieht man in denselben grosse ovale Kerne, welche bei weitem grösser sind wie weisse Blutkörperchen und noch deutlicher und zahlreicher nach Fuchsinfärbung hervortreten. Zerzupft man die Präparate, dann lassen sich einzelne dieser Kerne mitsammt ihrem Protoplasma isoliren; dasselbe bildet einen ziemlich grossen Hof um die Kerne und hat entweder eine spindelförmige oder mehr unregelmässige Gestalt.

Dieser Befund war für mich um so auffälliger, als ich nach meinen Untersuchungen über Wundheilung (2) und Lungenentzündung (6) nicht den geringsten Zweifel gehegt hatte, dass auch bei der interstitiellen Entzündung die in den Interstitien in reicherer Zahl sichtbaren Zellen aus den Gefässen heraus gelangte weisse Blutkörperchen sind. Statt deren aber grosse ovale Kerne mit grossem Protoplasmahofe und nur hie und da gleich grosse von mehr unregelmässiger Gestalt, welche mit einer Art Einschnürung versehen waren. Und auch kleinere rundliche Kerne zu zweien und dreien dicht neben einander liegend, kamen in den Interstitien der Nieren vor, deren Ureter 6 Tage lang unterbunden waren. Dieselben nahmen zusammen fast nur die Grösse eines einzigen der beschriebenen ovalen Kerne ein. Erst in den Nieren, welche 9 resp. 12 Tage unterbunden waren, kamen die kleinen Kerne in grösserer Zahl vor und nach 23tägiger Unterbindung überwogen sie fast jene grösseren. Alle zeigten nach der Fuchsinfärbung und Isolirung durch Zerzupfen einen kleinen hellen Protoplasmahof.

Ich muss also die Theilnahme weisser Blutkörperchen an der Bildung dieser in den Interstitien vorhandenen Zellen ausschliessen. Die grossen, von vorn herein vorhandenen Zellen gestatten gar keinen Vergleich mit denselben; dass sie aber durch das Zusammenfliessen weisser Blutkörperchen entstanden wären, dagegen spricht auf das Bestimmteste der Umstand, dass solche zu keiner Zeit vor ihnen im Gewebe sichtbar sind. Dagegen gestattet die Beobachtung, dass späterhin an die Stelle der grossen Zellen zahlreiche kleinkernige treten, unter Berücksichtigung des Vorkommens unregelmässig gestalteter sich einschnürender grosser Kerne den schon an anderer Stelle (10) durch mehrere Gründe motivirten und weiter unten noch auf anderem Wege zu sichernden Schluss, dass eine Vermehrung der grosskernigen Zellen durch Theilung stattfindet. Ueber den Ursprung dieser Zellen lässt sich nach Ausschluss eines Zusammenhanges mit weissen Blutkörperchen vorläufig annehmen — und die Bestätigung dieser Annahme dürfte erst aus den weiter unten mitzutheilenden Versuchen hervorgehen —, dass sie aus den an Ort und Stelle in den Interstitien vorhandenen Zellen hervorgegangen sind, welche in Folge von entzündlicher Schwellung eine so bedeutende Grösse erreichen, dass dadurch eine Verbreiterung des interstitiellen Gewebes zu Stande kommt. In analoger Weise erfolgt durch Schwellung der Zellen, welche die Gefässwände zusammensetzen, eine Verdickung derselben.

Die Versuche ergeben also in erster Reihe für die Vorgänge in solchen menschlichen Nieren, in denen durch Compression der Ureteren eine diffuse Entzündung zu Stande gekommen war, eine vollständige Bestätigung der Ansicht, dass zunächst eine entzündliche Veränderung der Epithelien stattfindet, welche mit derjenigen vollständig übereinstimmt, die nach experimenteller Ureter-Unterbindung zu Stande kommt und bei welcher von einem necrotischen Zerfall keine Rede sein kann. Nur insofern bestehen Unterschiede, als durch den Druck eines Carcinoms auf den Ureter entweder eine vollständige oder unvollständige, eine continuirliche oder unterbrochene Harnstauung möglich ist und dadurch das anatomische Verhalten der Nieren ein ungleichmässiges werden muss. Bei totaler Stauung wird dieselbe Veränderung eintreten wie nach der Unterbindung des Ureters und eine trüb geschwollene resp. gelb gefleckte Niere zu Stande kommen, bei welcher ausschliesslich die Epithelien erkrankt sind, während bei unvollständiger oder unterbrochener, aber länger andauernder Harnstauung anfangs gleichfalls eine Erkrankung der Epithelien herbeigeführt wird, welche dann genau dieselben Veränderungen durchmachen, wie in der total abgebundenen Kaninchenniere und an welche sich weiterhin eine interstitielle Entzündung anschliesst.

Bedeutungsvoller aber sind die Ergebnisse dieser Versuchs-Reihe für den Nachweis des Bestehens einer parenchymatösen Entzündung, wie sie Virchow zunächst statuirt, aber so definirt hat, dass durch die parenchymatöse Entzündung der Untergang der befallenen Theile herbeigeführt werde, dass ihr der degenerative Charakter zu vindiciren sei. Diese Anschauung trägt wesentlich Schuld, dass die parenchymatöse Entzündung zur Zeit von den meisten Autoren nicht als solche anerkannt, sondern als secundäre Ernährungs-Störung, als necrobiotischer Vorgang angesehen wird.

Sie kann aber in ihr volles Recht eingesetzt werden mit dem Nachweis, dass sie überhaupt nicht zur Degeneration führt, und dieser Nachweis lässt sich an den durch Ureter-Unterbindung erkrankten Nieren ebenso gut führen wie für die nach subcutanen Phosphorinjectionen erkrankte Leber (11) so wie für Muskeln und Nerven, bei denen ich alle Regenerativ-Vorgänge auf die parenchymatöse Entzündung zurückzuführen mich für berechtigt gehalten habe (8. 9.).

Wenn irgend wo, dann musste doch bei diesen Versuchen, welche schon in den ersten Tagen zur exquisitesten parenchymatösen Erkrankung führten, ein Untergang der Epithelien sich nachweisen lassen, und späterhin musste derselbe erst recht zu constatiren sein, wo eine immer mehr zunehmende Erkrankung des interstitiellen Gewebes die Ernährung des Parenchyms beeinträchtigt. Von einem Zerfall der Epithelien aber ist zu keiner Zeit die Rede. Denn aus den anfangs durch Körnchen und Fetttröpfchen gefüllten Epithelien, deren Kerne erst durch Fuchsin sichtbar gemacht werden können, sind vollkommene Zellen hervorgegangen, welche deutlich von einander abgegrenzt sind, ein etwas mattglänzendes Protoplasma haben, das durchweg frei von Körnchen und Fetttropfen ist und deren Kerne hell, rund und ohne jedes Färbemittel deutlich sichtbar sind. Oft genug liegen dieselben nicht mehr der Membrana propria an, sondern füllen regellos das Lumen der Canälchen, welche einen geringeren Durchmesser haben.

In anderen Fällen liegen zarte, blasse Epithelien der Kanälchenwand in regelmässiger Anordnung auf. Die auffallende Uebereinstimmung dieses Befundes mit dem bei der anatomischen Beschreibung der menschlichen Nephritis mitgetheilten glaube ich besonders hervorheben zu müssen.

Aus der Erkrankung des Parenchyms geht also nicht der Zerfall der Epithelien, sondern die Bildung zelliger Elemente hervor, von denen sich aussagen lässt, dass sie bei der Wahrung aller für eine Zelle massgebenden Kriterien wahrscheinlich nur durch eine Aenderung in ihrer chemischen Constitution, mit welcher auch eine Aenderung ihrer Function verbunden sein muss, von normalen differiren.

Hiernach sprechen folgende Umstände für die unzweifelhafte Berechtigung der Ansicht, dass wir eine wahre parenchymatöse Entzündung der Nierenepithelien, einen activen Prozess derselben anerkennen müssen. Zunächst erkranken von vorn herein die Epithelien ausschliesslich, während am interstitiellen Gewebe nichts Abnormes zu constatiren ist. Ferner sind die in den ersten Tagen nach der Ureter-Unterbindung auftretenden Fibrincylinder nur als ein Secret der Epithelien anzusehen und eine Secretion ist unmöglich als etwas Anderes, denn als eine active Thätigkeits-Aeusserung der Epithelien aufzufassen; dann gehen die Nierenepithelien im Verlaufe der parenchymatösen Entzündung, nicht wie bisher angenommen wurde, zu Grunde, sondern sie bleiben nach dem Schwund der in ihnen aufgetretenen Fetttröpfchen und Körnchen als kleine Zellen mit deutlichem Kern zurück, was wieder der Annahme eines fortschreitenden atrophischen Processes zuwiderläuft, endlich wäre es bei Zugrundelegung einer rein passiven Ernährungsstörung geradezu unerklärlich, wie Anfangs, wo die Interstitien sich gar nicht verändert zeigen, die Epithelien in so heftiger Weise secundär erkranken sollen, während sie weiterhin, wenn die interstitielle Entzündung in jedem Sinne bedeutendere Dimensionen angenommen hat, ihren Bestand vollkommen wahren.

Nachdem nun die Entscheidung in dem Sinne ausgefallen ist, dass die Erkrankung des Parenchyms einen activen entzündlichen Process darstellt, dürfte auch die Behauptung als gefallen anzusehen sein, dass die Interstitien und die Gefässe, welche anfangs gar nicht erkrankt sind, den Anfang der Erkrankung machen.

Damit aber ist eine neue Frage zur Lösung gestellt. In welchem Zusammenhange steht die später auftretende Veränderung des interstitiellen Gewebes, welche von einer Verdickung der Gefässe begleitet ist, mit der parenchymatösen Entzündung?

Ich hoffe, dass eine kurze Auseinandersetzung und Begründung meiner Anschauungen über das Wesen der Entzündung die beste Erklärung hierfür geben wird.

Die bisherigen Theorien über die Entzündung leiden an zwei nur durch die zeitliche Entwickelung bedingten, die Bedeutung der Autoren keineswegs schmälerndern Mängeln. Zunächst verlangen sie eine rein monistische Anerkennung. Wer auf Cohnheim schwört, darf nicht mehr auf Virchow schwören. Es macht sich hier, noch mehr wie auf andern Gebieten, zum allgemeinen Schaden das Vorurtheil geltend, dass gegenüber einer neuen Anschauung die ältere nur ein Irrthum sein kann. Neben Virchow und Cohnheim ist Henle historisch geworden, und doch hat auch seine Anschauung in gewissem Sinne die Berechtigung, als lebensfähig anerkannt zu werden. Unumschränkte Anerkennung aber verdient keine.

Ausserdem aber muss ich es als einen Mangel hinstellen, dass die jetzt noch gültigen Entzündungs-Theorien nur die anatomische Seite der Frage als Ausgangspunkt und Basis wählen.

Es ist unumgänglich nothwendig, das Wesen der Entzündung mit Zugrundelegung der ätiologischen Verhältnisse zu erforschen und zu erklären. Ich wage es zuerst den Versuch einer solchen Deutung zu machen und hoffe wenigstens die Berechtigung derselben erweisen zu können.

Meine unter Zugrundelegung und Zusammenfassung aller bisher in meiner klinischen und pathologisch-anatomischen

Thätigkeit mir zugänglich gewesenen Beobachtungen haben mich auf rein inductivem Wege zu dem Schlusse gelangen lassen, dass alle Entzündungen sich in vier verschiedene Arten eintheilen lassen. Es sind dies:

1. Die traumatische Entzündung;
2. die toxische Entzündung, zu welcher ich auch die durch Ernährungsstörungen bedingte, die trophische Entzündung rechne;
3. die dyscrasische Entzündung;
4. die infectiöse Entzündung.

Ich werde diese Arten näher erörtern, soweit meine Untersuchungen mir das Material dazu bieten.

Zur traumatischen Entzündung gehören alle diejenigen Fälle, in denen eine Continuitäts-Trennung der organischen Gewebe stattgefunden hat, sei es, dass dieselbe in Gestalt einer Wunde oder in Form eines aus dem Organismus auszuschaltenden abgestorbenen Gewebsstückes sich präsentirt. Zu der letzteren gehören alle durch Quetschung erzeugten Necrosen, jede durch chemische oder thermische Einflüsse herbeigeführte Vernichtung von Geweben, so wie das, durch eine mehr oder minder vollständige Entziehung der Ernährung herbeigeführte Absterben von Gewebsbestandtheilen. Als die reinste Form dieser letzteren Veränderung dürfte unzweifelhaft der durch Embolie herbeigeführte Untergang kleinerer oder grösserer Abschnitte einzelner Organe anzusehen sein.

In Betreff der an Wunden stattfindenden Vorgänge haben mich meine eigenen Untersuchungen (2) zu dem Ergebnisse geführt, dass hier das durch Cohnheim wissenschaftlich genau erforschte Verhalten der weissen Blutkörperchen die uneingeschränkteste Gültigkeit hat. Es sind eben weisse aus den Blutgefässen heraus gelaugte Blutkörperchen, welche in Fibrin eingebettet, den durch das Abstehen der Wundflächen erzeugten Raum füllen. Aus diesen weissen Blutkörperchen gehen wahrscheinlich auf dem Wege grosser dunkelgranulirter Zellen, welche B. Haidenhain zuerst beschrieben hat, grosse Zellen von rundlicher Form mit blassem Protoplasma und hellem Kern hervor. Wenn Cohnheim gestützt auf die Untersuchungen Ziegler's behauptet, diese Zellen entständen durch das Zusammenschmelzen mehrerer weisser Blutkörperchen, analog den Riesenzellen, und die Ansicht derer, welche ein directes Hervorgehen dieser Zellen aus weissen Blutkörperchen annehmen, sei eine irrige, so ist darauf nur zu erwidern, dass in per primam intentionem heilenden Wunden nicht das mindeste vorliegt, was zu der Annahme veranlassen könnte, es habe ein Zusammenschmelzen von weissen Blutkörperchen stattgefunden, und dass in solchen Wunden niemals Riesenzellen vorkommen..

Weiterhin gehen aus den hellen runden Zellen Spindelzellen hervor, deren Protoplasma sich zum Theil direct in Bindegewebsfasern umwandelt.

Anders dagegen ist das Verhalten nach solchen Traumen, bei denen der reizeinwirkende Körper nicht so hochgradige Folgen hat, dass eine Eiterung zu Stande kommt. Als Paradigma einer solchen können die Versuchsergebnisse Ziegler's, welche er durch das Einlegen von Glasplättchen erzielte, angesehen werden. Hier erst bildeten sich Riesenzellen. Genau dasselbe kommt beim Menschen unter entsprechenden Bedingungen vor. Ich habe Riesenzellen in Elfenbeinstiften gefunden, welche zur Heilung von Pseudorthrosen eingekeilt waren (7). Ich habe dieselben einen Dorn umgeben sehen, welcher einem Knaben, der in eine Schwarzdornhecke gefallen war, unter die Stirnhaut gerathen war. Der Dorn hatte hier 14 Tage, ohne die mindesten Entzündungserscheinungen zu erzeugen, gelegen. Nach dieser Zeit begann seine Umgebung in ganz geringer Ausdehnung zu fluctuiren, und nachdem ich durch eine Incision den Dorn entfernt hatte, konnte ich nicht nur Riesenzellen nachweisen, sondern auch aus der Verfettung eines grossen Theils derselben das eigenthümlich krümelige, geronnener Milch ähnliche Aussehen des den Dorn umgebenden Eiters herleiten. Was die Entstehung der Riesenzellen betrifft, so habe ich an dem erwähnten Orte gezeigt, dass dieselben durch Zusammenfliessen jener rundlichen oder spindelförmigen, von Ziegler Fibroblasten genannten, bei der Heilung per primam intentionem so wichtigen Zellen hervorgehen.

Eine vollständige Eiterung kann erst dann eintreten, wenn die Reizeinwirkung eine intensivere ist, oder wenn einzelne bisher dem Körper zugehörige Theile abgestorben sind und ausgeschieden werden müssen, insbesondere sobald die Luft zu den kranken Theilen zutreten kann, oder wenn eine constitutionelle Disposition, wie z. B. Scrophulose dieselbe begünstigt.

Die weissen Blutkörperchen aber sind bei der traumatischen Entzündung für alle diese Vorgänge das wesentliche Element. Dass sie aus den Blutgefässen herausgelangen, dafür sorgt das Trauma selbst. Die Blutgefässwände werden ebenso wie alle anderen zelligen Gebilde, von den entzündlichen Veränderungen betroffen; in welcher Ausdehnung, das hängt von der Art des Reizes und von der körperlichen Disposition ab. Eine moleculäre Alteration der Gefässwände als das Wesen der Entzündung überhaupt anzusehen, wie das Cohnheim thut, ist darum noch nicht gerechtfertigt. Sollte aber meiner Erklärung entgegen gehalten werden, dass damit die Vorgänge nach Traumen solcher Theile, welche keine Gefässe enthalten, wie der Cornea, nicht erklärt sind, so darf darauf erwidert werden, dass Niemand, der bei der Keratitis das Herausgelangen weisser Blutkörperchen aus den Gefässen, als wesentlich ansieht, es anders zu deuten wüsste, wie durch eine Uebertragung des entzündlichen Reizes bis zu den Blutgefässen selbst.

Weitaus anderer Art und nicht im mindesten auf eine Alteration der Gefässwände oder auf eine besonders hervorstechende Betheiligung der weissen Blutkörperchen zurückführbar sind die Vorgänge bei der toxischen Entzündung. Es giebt bekanntlich eine Reihe von Heilmitteln resp. Giften, welche ganz besondere Wirkung auf einzelne Organe ausüben. Jodkali macht Schnupfen, wirkt also auf die Drüsen der Nasenschleimhaut ein; Quecksilber setzt die Speicheldrüsen in ganz besonderem Grade in Thätigkeit; Cantharidin wirkt hauptsächlich auf die Nieren, in denen es bis zur Nierenentzündung kommen kann; Phosphor wirkt in erster Reihe auf die Leber, deren Verfettung eine unausbleibliche Folge grösserer Phosphormengen ist. Diese toxische Substanzen wirken also weder am ersten Einführungsorte, noch in den Organen, durch welche sie ausgeschieden werden. Denn der hauptsächlichste Ausscheidungsort des Jodkali z. B. sind die Nieren, nicht die Nasenschleimhaut, das Quecksilber geht ebenso gut in die Milch und den Harn über, wie in den Speichel, ohne dieselben nachtheiligen Folgen auf Brustdrüse und Nieren auszuüben, wie auf die Speicheldrüsen. Es muss also eine gewisse chemische Affinität einzelner Substanzen zu bestimmten Organen vorhanden sein. Diese Organe aber unterscheiden sich ausschliesslich durch ihr Parenchym; sollten es nicht die Parenchymzellen sein, welche durch die verschiedenen Stoffe afficirt werden?

Die Lösung dieser Frage musste von hohem Werth für die pathologische Deutung, wie für die klinische Anschauung sein. Ist es nicht sehr wahrscheinlich, so frug ich mich seit längster Zeit, dass der Alkohol, welcher zur Lebercirrhose führen kann, ebenso zunächst seine nachtheiligen Einwirkungen auf die Leherzellen ausübt, durch deren Erkrankung das interstitielle Gewebe in Mitleidenschaft gezogen wird, wie es unzweifelhaft ist, dass Strychnin nur durch seine Beziehungen zu Ganglienzellen, also zu Gebilden wirkt, welche gleichfalls so wie die Leberzellen mit specifischen Eigenschaften ausgestattet sind.

Ich unternahm zum Zwecke des Nachweises eines solchen Verhaltens eine Reihe von Alkoholinjectionen in den Magen von Kaninchen. Da dieselben mir jedoch kein befriedigendes Ergebniss boten, so ging ich zu subcutanen Phosphorinjectionen über, welche ich an anderer Stelle (11) eingehend beschrieben habe. Sie führten zu dem Resultate, dass nach den ersten, dem Maximum des für den Bestand des Lebens Erträglichen, sich annähernden Dosen, eine reine parenchymatöse Entzündung zu Stande kam. Entzündlich aber vermochte ich an jener Stelle diese Veränderung darum zu nennen, weil nach wiederholter Application derselben maximalen Phosphordosen bei solchen Thieren, welche nicht nach den ersten Injectionen gestorben waren, kein Untergang der Leberzellen erfolgte, sondern aus den anfänglich mit Körnchen und Fetttröpfchen gefüllten Zellen blasse aber intacte Zellen hervorgingen. In Uebereinstimmung mit den an entzündeten Muskeln und Nerven von mir gemachten Beobachtungen, durch welche ich den Nachweis geliefert hatte, dass die sogenannte parenchymatöse Degeneration der Muskeln nicht zum Untergange führt, sondern nach dem Schwund der hierbei aufgetretenen Fetttröpfchen aus den alten Muskelfasern die protoplasmatischen Muskelplatten hervorgehen, welche zu neuen Muskelfasern werden, folgerte ich auch für die Leberzellen, dass die Bildung von Fetttröpfchen und dunklen Körnchen an die active Thätigkeit dieser Zellen selbst geknüpft sei, und dass bei wiederholter Application des

Phosphors die Leberzellen keine Fetttröpfchen und Körnchen mehr zu bilden vermögen.

Ich hatte also bei den Leberzellen durch Phosphor-Injectionen denselben Erfolg erzielt, wie bei den Nierenepithelien durch Unterbindung des Ureters. Auch hier anfänglich eine reine parenchymatöse Degeneration der Epithelien, aus welchen intacte Zellen ohne die körnigen und fettigen Gebilde, aber von geringerer Grösse, wie normale, hervorgingen.

In beiden Organen aber folgt erst auf die parenchymatöse Entzündung die interstitielle. Letztere besteht, wie ich für beide jetzt in gleicher Weise — das zum Theil wiederholend und verallgemeinernd, was ich schon speciell als Ergebniss der Nierenveränderung nach Ureter-Unterbindung hingestellt hatte — behaupten kann, in einer Schwellung der Zellen des interstitiellen Gewebes, welche späterhin zur Zellvermehrung durch Kerntheilung führt. Weisse Blutkörperchen nehmen an dieser Zellvermehrung keinen Antheil, ebenso wenig wie neues Bindegewebe entsteht. Die Schwellung und Vermehrung der Zellen des interstitiellen Gewebes — und an der Schwellung betheiligen sich auch die die Blutgefässe bildenden Zellen — ist aber nur als eine Folge der Erkrankung der Parenchymzellen anzusehen. Primär kann jenes nicht erkrankt sein, weil man eben jedes Mal eine vorgeschrittene Erkrankung des Parenchyms findet, ohne dass die Interstitien afficirt wären, ferner, weil es nicht gut anzunehmen ist, dass bei einer Ureter-Unterbindung, bei welcher in erster Reihe die Secretion und die Secretions-Thätigkeit gehindert ist, die secernirenden Zellen später leiden sollen, wie das dieselben tragende Stützgewebe. Ferner ist bei den Leberveränderungen nach maximalen Phosphordosen nicht einzusehen, warum die erste Dosis nur die Leberzellen afficiren sollte, die weiteren ebenso grossen Dosen aber erst das interstitielle Gewebe.

Wenn bisher eine solche Aufeinanderfolge der parenchymatösen und interstitiellen Entzündung nicht zur Geltung gebracht worden ist, dann lag das an dem Umstande, dass den Parenchymzellen nicht diejenige active Thätigkeit vindicirt worden ist, wie ich es dort für die Leberzellen und hier, auf Grund der obigen Ausführungen für die Nierenepithelien, zu thun mich für berechtigt halte. Ich glaube hiernach nicht nur mit Bestimmtheit die interstitielle Entzündung als eine Folge der parenchymatören erklären zu können, sondern auch die Ansicht aussprechen zu dürfen, dass es die chemischen Vorgänge in den Parenchymen sind, welche den Process im interstitiellen Gewebe anregen.

Das Wesen der toxischen Entzündung beruht also auf den nachtheiligen chemischen Beziehungen von in den Körper eingeführten, oder in ihm zurückgehaltenen oder gebildeten Stoffen zu den Parenchymen bestimmter Organe, in denen chemische Vorgänge angeregt werden, die anfangs auf die Parenchym zellen beschränkt bleiben, bei längerer Dauer aber durch Vermittelung der activen Thätigkeit der letzteren auch das Stützgewebe, das interstitielle Gewebe in Mitleidenschaft ziehen können.

Auf diesem Wege ist es möglich, eine grosse Reihe der wichtigsten pathologischen Vorgänge, insbesondere die Wirkung einer grossen Reihe von toxischen und medicamentösen Stoffen verständlich zu machen. Auf Grund meiner Versuche glaube ich schon jetzt die Lebererkrankung bei langdauerndem Alkoholgenuss so erklären zu dürfen, dass der Alkohol die Leberzellen in erster Reihe leiden macht und erst durch Vermittelung derselben die Cirrhose herbeiführt, genau so wie es bei meinen Phosphor-Versuchen der Fall war.

Die trophische Entzündung schliesst sich dieser Art eng an. Als Prototyp derselben bin ich geneigt, die Regeneration der Muskeln bei winterschlafenden Thieren hinzustellen. Meine an einigen Fledermäusen vorgenommenen Untersuchungen haben mich nicht so weit geführt, um sagen zu können, dass der Regenerationsvorgang derselbe sei, wie bei der von mir nach Spinal-Paralyse beobachteten Muskel-Regeneration (9), welche ich gleichfalls zu den trophischen Entzündungen rechne. Doch soll damit die Frage, ob es sich hierbei etwa um trophische Nerven handelt, nicht berührt werden.

Zwei Punkte aber bedürfen bei Erörterung der toxischen und trophischen Entzündung einer besonderen Sicherstellung. Ich habe die Bildung dunkler Körnchen und Fetttröpfchen bei der Entzündung der Muskeln, der Nerven, der Leberzellen und der Nierenepithelien als ein Product activer Zellthätigkeit erklärt, dabei aber die von vorn herein nicht ganz von der Hand zu weisende Möglichkeit, dass sie aus der aufgenommenen Ernährungs-Flüssigkeit gebildet werden, nicht so genügend widerlegt, um eine vollkommene Anerkennung meiner Ansicht beanspruchen zu können. Und doch ist dieselbe nothwendig, um den Vorgang als einen activen hinzustellen. Ferner schien mir der im Obigen gegebene Nachweis, dass die bei der interstitiellen Entzündung in reicherer Zahl sichtbarer Zellen aus den an Ort und Stelle vorhandenen Bindegewebszellen hervorgehen, unter den jetzigen Verhältnissen, wo jede Zellvermehrung auf weisse Blutkörperchen zurückgeführt wird, noch nicht so zwingend, dass Anhänger der letzteren Ansicht in ihrer Anschauung erschüttert würden. Ich musste zusehen, ob es nicht möglich sei, Bindegewebszellen, welche bis dahin vom Blute ihre Nahrung bezogen hatten, von der Bluternährung auszuschliessen, ohne ihre Lebensbedingungen im Uebrigen in allzu eingreifender Weise zu ändern. Zur Verwirklichung einer solchen Voraussetzung schien mir die Niere des Kaninchens das geeignetste Object zu sein. Ich zog die eine Niere aus der Bauchhöhle hervor, schälte dieselbe aus ihrer Fettkapsel, unterband den aus Gefässen nnd Nerven bestehenden Stil, an welchem sie hing, und brachte sie dann wieder in die Bauchhöhle zurück. Die Ergebnisse dieser totalen Nierenunterbindung waren in Betreff der Niere selbst folgende. Nach 24 Stunden waren die Harnkanälchen-Epithelien stark getrübt, hie und da fanden sich auch Fetttröpfchen in denselben. Im Laufe des zweiten Tages war das interstitielle Gewebe der Marksubstanz fast in lauter Zellen aufgelöst, die Epithelien derselben zu Grunde gegangen und vielfach durch wachsartig aussehende Cylinder ersetzt. Am vierten Tage war die Niere in einen morschen Brei umgewandelt, welcher fast ausschliesslich aus Bruchstücken gleichmässig trüb aussehender Harnkanälchen bestand.

Von grösserem Interesse war das Verhalten der Nierenkapsel. Dieselbe zeigte Veränderungen, welche mich dem angestrebten Ziele sicherer näher führten. Ich untersuchte Flachschnitte von der Innenfläche solcher Nierenkapseln, welche bis zum vierten Tage nach totaler Abbindung der Niere ihre Veränderungen durchgemacht hatten. Die äussere Fläche eignet sich natürlich nicht zur Untersuchung, weil sie sehr bald mit leichten fibrinös-eitrigen Massen, welche zahlreiche weisse Blutkörperchen enthalten, bedeckt ist. Normale Nierenkapseln zeigen unter dem Microscop ein feinstreifiges helles Aussehen und hauptsächlich Bindegewebs- sowie elastische Fasern. Erst nach Fuchsinfärbung treten in der Grundsubstanz recht zahlreiche blasse, platte, unregelmässig gestaltete Kerne hervor, in deren Umgebung keine Spur von einem Protoplasma-Hofe sichtbar ist. Nach 24stündiger totaler Nierenabbindung hat sich das Bild insofern geändert, als die Kerne bei Fuchsinfärbung in womöglich noch reicherer Zahl sichtbar sind und eine regelmässige ovale oder runde Form angenommen haben. Ihre Grösse übertrifft bei weitem diejenige weisser Blutkörperchen, welche überhaupt innerhalb der Zeit, in welcher ich die Untersuchung vorgenommen habe, in den inneren Schichten der Kapsel gar nicht vorkommen. Diese grossen Kerne nun liegen entweder zwischen den Bindegewebsfasern und zeigen nur hie und da einen kleinen Protoplasma-Hof, in welchem einzelne Fetttröpfchen vorkommen, oder sie liegen innerhalb einer protoplasmatisch aussehenden Grundsubstanz, welche sich nach den verschiedensten Richtungen hin verzweigt und helle, blasse Lacunen zwischen sich fasst.

Nach 48stündiger Abbindung der Niere ist das Bild ein ganz anderes geworden. Die innersten Lagen der Kapsel bestehen fast ganz und gar aus sehr grossen Spindelzellen, wie sie vollkommener in einem grosszelligen Spindelzellen-Sarcom nicht vorkommen können. Diese Spindelzellen enthalten meist sehr grosse ovale, seltner rundliche Kerne, der Protoplasma-Hof ist sehr zart, hell und mit reichlichen Fetttropfen versehen. In nicht wenigen Zellen aber sind die Kerne eingeschnürt, in anderen an Stelle eines grossen Kernes zwei bis drei kleine dicht neben einander, welche zusammen kaum die Grösse eines solitären Kernes erreichen.

Nach 72 und 96stündiger Abbindung ist schon eine grössere Zahl von Zellen vorhanden, welche je zwei und 3 Kerne enthalten, aber das Protoplasma hat durchweg eine andere Gestalt angenommen. Es umlagert nicht mehr in beträchtlicher Breite und in Spindelform die Kerne, sondern breitet sich strahlig nach verschiedenen Richtungen aus und in diesen schmalen Protoplasmastrahlen liegen zahlreiche Fetttropfen.

Es geht also hieraus hervor, dass Zellen, welche von der Bluternährung ausgeschlossen sind, selbstständig Fett in sich zu bilden vermögen und dass an ihren Kernen Theilungsvorgänge stattfinden können, welche eine Kernvermehrung zur Folge haben.

Aber auch noch ein weiteres nicht unbedeutendes Ergebniss liefern diese Versuche. Wenn die Kerne der normalen Nierenkapsel sich ohne einen abgegrenzten Protoplasma-Mantel zeigen, dies aber nach 48stündiger Nierenabbindung in exquisitester Weise der Fall ist, dann muss, da jede Zufuhr von Material ausgeschlossen ist, das Protoplasma in ruhendem Zustande die Grundsubstanz bilden, in welcher die übrigen Bestandtheile, wie Bindegewebe, Gefässe, Nerven, eingebettet liegen, während es erst in thätigem Zustande, bei gleichzeitiger Schwellung der Kerne, einen abgeschlossenen Zellorganismus darstellt.

Auch die Frage, ob die Kernvermehrung, wie sie hier erwiesen ist, in Analogie gesetzt werden kann mit der bei der interstitiellen Entzündung vorkommenden, und ob nicht doch bei letzterer weisse Blutkörperchen im Spiele sind, ist mit Zuhülfenahme weiterer Beobachtungen auf das Bestimmteste zu entscheiden. Während nämlich hier, wo bei längerer Dauer des Nahrungsmangels ein Absterben aller Elemente eintreten muss, Zweifel entstehen können, ob die Vorgänge der Kerntheilung sich verallgemeinern und auf die Entzündung übertragen lassen, bot sich mir bei der Untersuchuug eines Falles von progressiver Muskelatrophie die Gelegenheit, ein vollkommen übereinstimmendes Verhalten zu beobachten und so die Möglichkeit der Kerntheilung in Zellen, welche beim Aufbau der festen Bestandtheile des Körpers schon verwendet sind, namentlich der Bindegewebs- und Muskelzellen, gegenüber der Ansicht, nach welcher Zellvermehrung nur mit ausgetretenen weissen Blutkörperchen identisch ist, auf das Bestimmteste zu erweisen. In dem erwähnten Falle von progressiver Muskelatrophie waren sehr zahlreiche hypertrophische Muskelfasern vorhanden. Ohne weitere Präparation waren in diesen Fasern fast gar keine Kerne sichtbar. Als ich sie jedoch mit Fuchsin tingirt hatte, traten neben sehr reichlichen, vereinzelt liegenden Kernen in den Muskelfasern auch zahlreiche längliche kernartige Gebilde hervor, welche die vier- bis sechsfache Länge eines einzelnen Kerns hatten. An manchen Stellen lagen genau entsprechend der Form dieser Gebilde 4 auch 6 Kerne semmelreihenartig neben einander. An anderen lagen nur 3 Kerne zusammen. Jedenfalls kann es sich bei der überaus reichen Zahl von Kernen in Muskelfasern, deren Structur sonst ganz normal war, nur um eine Vermehrung der Kerne handeln, welche absolut auf nichts Anderes wie eine Volumszunahme und Theilung der bisher vorhandenen zurückzuführen ist.

In dritter Reihe erwähne ich die dyskrasische Entzündung, wobei ich im Sinne Virchow's den Ausgangspunkt derselben auf eine bestimmte Disposition einzelner Organe oder Gewebe zu entzündlichen Veränderungen zurückführen.

Ich nenne hier allen voran die Tuberculose, welche ich, wie ich an anderer Stelle (5) eingehender ausgeführt habe, als eine meist hereditäre Disposition zu entzündlich-necrotischer Erkrankung mit vorwiegender Affection der Lungen auffasse, bei der die anatomischen Veränderungen sich in überaus verschiedener Form zeigen. Als allerhäufigste, primäre Form der Tuberculose sehe ich die lobuläre Pneumonie der Lungenspitzen an. Zunächst tritt auf umschriebenem Bezirk eine hochgradige Schwellung des Alveolar-Epithels der Lungen ein, welche bei etwas raschem Verlauf meist mit Fetttropfen, bei langsamerem Verlauf mit Pigmentkörnchen gefüllt sind. Weiterhin gelangen weisse Blutkörperchen in die Alveolen und die Umgebung der feinsten Bronchien, füllen wohl auch die letzten Enden derselben, so dass die erkrankten Abschnitte ein acinöses Aussehen bekommen oder in luftleerem Gewebe gelbliche mehr als hirsekorngrosse Knötchen zeigen. Riesenzellen fehlen in solchen

Fällen fast nie und enthalten eben so oft unregelmässig zerstreute wie wandständige Kerne. Die Zellen der Alveolen — sowie der feineren Bronchial-Wände sind, wie Fuchsinfärbung erweist, stark geschwollen. Solche Heerde können vollständig heilen und präsentiren sich später als dunkle schiefrig aussehende Stellen in den Lungenspitzen. Ist dies aber nicht der Fall, dann kommt es zu folgenden weiteren Veränderungen. Die Bronchien, welche von den mit zelligem Material ausgefüllten Alveolen umgeben sind, leiden in ihrer Ernährung, es tritt ein Zerfall ihrer Wand ein. Unter dem Microscop sieht man Substanz-Defecte der Innenseite der Bronchialwand und die noch übrige Schicht derselben hat ein krümlig-körniges Aussehen, während von zelligem Material in solchen Abschnitten nichts zu sehen ist. Allmälig greift der Zerfall immer tiefer in die Substanz ein, geht auf das Alveolar-Gewebe über und so kommt es zu immer ausgedehnterer Hohlraumbildung. In anderen Fällen zerfällt die Bronchialwand nicht so rasch, sie weitet sich etwas aus, das im Lumen des Bronchus vorhandene Secret wird eingedickt und bleibt als käsig aussehende, manches Mal die Grösse einer Erbse erreichenden Masse (Bayle'scher Tuberkel) liegen. Doch nicht immer geht der Gewebs-Zerfall von den innerhalb des lobulär-pneumonischen Heerdes gelegenen Bronchien aus. Bisweilen wird der ganze Heerd von dem umgebenden gesunden Gewebe gleichsam necrotisch abgestossen; doch braucht das nicht mit einem Male in toto zu geschehen. Am allerhäufigsten geben solche Fälle zu Hämoptoen Veranlassung. Heilung aber kann auch hier eintreten. Meist bekundet dann ein verkalktes Knötchen in verdichtetem Gewebe den Ort der einstmals kranken Stelle.

Das solitäre oder multiple Vorkommen der einzelnen Heerde, der mehr oder weniger rasche Zerfall derselben bedingt die Schwere der Erkrankung, den Verlauf der Schwindsucht.

Das anatomische Bild aber wird dadurch zu dem so überaus bunten, dass die Heerde in den allerverschiedensten Stadien der Heilung und des Zerfalls vorkommen.

Als Complication kann sich auch eine Form lobärer Pneumonie hinzugesellen, welche Buhl unter dem Namen Desquamativ-Pneumonie beschrieben hat. Dass dieselbe aber stets primär den Lungenveränderungen bei der Lungenschwindsucht zu Grunde liege, habe ich in Abrede stellen müssen (6).

Auch die sogenannte Miliartuberculose liegt den anatomischen Veränderungen bei der Lungenschwindsucht nicht primär zu Grunde, sondern ist erst ein Folgezustand. Zwischen ihr und den alveolar-pneumonischen Heerden der Lungenschwindsucht besteht anatomisch keine Identität; die Tuberceln stellen eine Lymphgefäss-Entzündung dar, bei welcher die Epithelien der Lymphgefässe an circumscripten Stellen erkranken und um welche herum eine Anhäufung weisser Blutkörperchen stattfindet (3).

Ebenso rechne ich die Scrophulose zu den dyscrasischen Entzündungen. Tuberculose und Scrophulose stehen insofern zu einander in sehr naher Beziehung, als sie meist innerhalb derselben Familie vorkommen. Zahlreiche Familien verlieren einen Theil ihrer Kinder in jüngeren Jahren an Scrophulose, einen anderen in älteren Jahren an Tubercnlose, und ich möchte fast sagen, die Scrophulose ist für den Darmcanal das, was die Tuberculose für die Lungen ist. Beiden Affectionen sind die Miliartuberkeln, oder wie ich zu sagen empfehle, die scrophulösen resp. tuberculösen Granulationen gemeinsam (4, 5).

In dasselbe Gebiet der Entzündung würde das Carcinom gehören.

Zur Vervollständigung dieser kurzen Skizze fehlt nun noch die infectiöse Entzündung.

Die jüngste Zeit hat uns unter der Leitung einer grossen Reihe von Forschern, unter denen ich zuerst Klebs nenne, den Entzündung erregenden Einfluss von Microorganismen kennen gelehrt, welche entweder durch die normalen Ostien oder auf abnormem Wege in den Körper gelangen. Obwohl diese ganze Frage über die ersten Anfänge noch nicht hinaus gekommen ist, so ist doch so viel sicher, dass wenigstens einige Krankheiten, z. B. der Milzbrand, unwiderleglich als eine Folge des Eindringens solcher Microorganismen in den Körper angesehen werden müssen.

Gegenwärtig ist vor allen Dingen die Aufgabe zu lösen: liegen den verschiedenen Infectionskrankheiten die gleichen Microorganismen zu Grunde und sind die verschiedenen Krankheiten nur die Folge einer Modification derselben, oder wird jede Krankheit durch eine besondere Art veranlasst. Die Ansichten stehen bis jetzt einander schroff gegenüber, und doch liegt eine Vermittelung sehr nahe. Ich glaube schon jetzt auf Grund meiner klinischen, anatomischen und experimentellen, noch nicht zu Ende geführten Untersuchungen, zwei verschiedene Arten von Microorganismen unterscheiden zu müssen und zwar specifisch-infectiöse und septisch-infectiöse, welche entsprechende Entzündungen hervorrufen. Zu den specifisch-infectiösen Entzündungeu wäre der Milzbrand, das Recurrens-Fieber, Pocken, Masern, Scharlach zu rechnen, denn die Milzbrand-Bacterie erzeugt nur Milzbrand, nur bei Recurrens kommt die Obermeyer'sche Spirille vor. Pocken-, Masern- und Scharlach-Gift kann nie etwas anderes erzeugen, wie die genannten Krankheiten.

Die septisch-infectiösen Krankheiten dagegen, und zu denen rechne ich die Diphtheritis, die Dysenterie, das Puerperalfieber, die Wund-Septicämie bin ich geneigt, auf ein und dieselbe wirksame organisirte Schädlichkeit zurückzuführen, welche bei verschiedenen günstigen Bedingungen die verschiedenen Erkrankungen herbeiführt. Weitere und sichere Ausführungen hoffe ich nach dem Abschluss meiner hierauf bezüglichen Versuche bringen zu können.

Kehren wir nunmehr zur diffusen Nephritis zurück. Für die Pathologie derselben meine ich auf Grund der voraufgegangenen Untersuchungen als erwiesen ansehen zu können, dass primär in Folge einer toxischen oder trophischen Entzündung stets die Harncanälchen-Epithelien erkranken und das interstitielle Gewebe sowie die Gefässe erst secundär in Mitleidenschaft gezogen werden, also dass, bei rein anatomischer Definition, die parenchymatöse Entzündung der primäre active Vorgang ist, an welchen sich die interstitielle Entzündung anschliesst. Im Wesentlichen stimmen die Vorgänge mit den durch Harnstauung, in Folge von Compression oder experimenteller Unterbindung der Ureteren, erzeugten überein. Auch bei der diffusen Nephritis tritt eine Trübung und Verfettung der Epithelien ein, aus denen nach dem Schwund der Körnchen und Fetttropfen entweder blasse Zellen mit deutlich sichtbarem Kern, — welche, wenn die Analogie mit den Vorgängen bei der Muskel- und Nerven-Degeneration mich nicht trügt, wieder zu normalen Epithelien werden können — oder gleichmässig, gelblich glänzende, schollig aussehende Gebilde oder kleine unregelmässig gestaltete Zellen mit kleinem Kern hervorgehen. Und im interstitiellen Gewebe folgt eine Schwellung der Bindegewebszellen und des Protoplasma's derselben, in höheren Graden auch eine Vermehrung der Zellen. Bei der Schwellung aber betheiligen sich zugleich die Zellen, welche die Gefässwände bilden.

Wie für die diffuse Leberentzündung, so ist es mir auch für die diffuse Nierenentzündung nicht zweifelhaft, dass die mächtigen chemischen Vorgänge in den Parenchymzellen, welche in erster Reihe bis zur Fettbildung innerhalb derselben führen, das Protoplasma der Zellen des interstitiellen Gewebes aus dem ruhenden in den thätigen Zustand hinüberleiten können.

Doch ist mit der Erkenntniss des Zusammenhanges oder wenigstens der Aufeinanderfolge der Erkrankung der einzelnen Gewebs-Bestandtheile der Niere noch kein volles Verständniss über das Wesen der diffusen Nierenentzündung gewonnen; es bleibt zu erörtern, in welchem Zusammenhange die oben erwähnten anatomischen Formen stehen, ob sie Stadien ein und desselben Prozesses sind oder ob verschiedene Arten unterschieden werden müssen. Auf Grund der anatomischen Untersuchung allein aber kann das nie geschehen, es muss auch die ätiologische sowie die klinische Seite in Betracht gezogen werden und diejenige Lösung der Aufgabe wird die befriedigendste und willkommenste sein, welche alle diese Momente in gleicher Weise berücksichtigt.

Ich glaube das zu thun, indem ich die diffuse Nephritis in 3 verschiedene Arten eintheile, und zwar:

I. Die acute Nephritis.
II. Die subacute Nephritis.
III. Die chronische Nephritis.

Dieselben sind von einander vollkommen unabhängig, ein Uebergang der einen in die andere ist nicht möglich.

Eine nähere Beschreibung derselben dürfte das erweisen.

I. Die acute Nephritis.

Diese Art entspricht bei Vergleichung mit den oben citirten Anschauungen der einzelnen Autoren: dem 1. Stadium der Nierenkrankheit nach Christison, und zwar in denjenigen Fällen, welche mehr mit dem Charakter einer acuten Affection begonnen haben; — dem 1. Stadium der Nierenentzündung nach Reinhardt; — dem 1. Stadium des Morbus Brightii nach Frerichs; — der grossen weissen Niere von Wilks(?); —

der parenchymatösen Nierenentzündung Virchow's; — dem Anfangsstadium der acuten desquamativen Nephritis Johnson's; — der zelligen interstitiellen Hyperplasie der Niere nach Beer(?); — dem 1. (und 2.) Stadium der diffusen Nephritis Rosenstein's, welcher er als synonym die parenchymatöse Nephritis, den Morbus Brightii und die Granular-Entartung der Nieren an die Seite stellt; — dem 1. Stadium der Nierenentzündung, der Zellinfiltration in das interstitielle Gewebe nach Klebs; — dem 1. und 2. Stadium der entzündlichen Form der Bright'schen Krankheit nach Grainger-Stewart; — der acuten parenchymatösen Nephritis von Bartels; — der schweren Form der parenchymatösen Entzündung von Lecorché; der ersten Form der Nephritis Charcot's.

Diese Art der Nephritis tritt auf während der Gravidität sowie im Wochenbette, nach Scharlach, Diphtheritis, Pocken, Erysipelas, Cholera und bei sonst gesunden Leuten „nach Erkältungen".

Mit wenigen Ausnahmen stellen sich gleichzeitig mit der zum Krankheitsbilde gehörigen Albuminurie Oedeme im Gesicht, Anasarca, manches Mal auch Ascites ein. Nicht selten veranlassen z. B. bei der acuten Nephritis nach Erkältungen erst die Oedeme oder auch ein Anfall von Urämie zur Harnuntersuchung. Ausbleiben können die Oedeme sogar bei sehr reichlicher Albuminurie da, wo von vorn herein, bei der Möglichkeit des Eintretens einer acuten Nephritis, z. B. nach Scharlach, die nöthige Bettruhe und geeignete diätische Vorschriften eingehalten werden.

Erfolgt in den ersten Wochen der Krankheit der Tod, dann findet man in den Leichen jene Form der Nierenveränderung, welche ich oben (S. 33) unter der Bezeichnung die trübgeschwollene Niere beschrieben habe.

Doch ist dies nicht die einzige anatomische Form, welche

hierbei vorkommt. Dauert die acute Nephritis etwas länger und erfolgt dann der Tod, so findet man bei demselben ätiologischen und symptomatischen Verhalten oft nicht mehr eine trübgeschwollene, sondern eine weisse Niere, wie ich sie (S. 35) beschrieben habe. Ich habe dieselbe zu wiederholten Malen in solchen Fällen gesehen, die sich im Wochenbette einstellten, und kann darum nicht zweifeln, dass dieselbe aus der zu Anfang der Erkrankung doch stets vorhandenen trübgeschwollenen Niere hervorgegangen ist.

Aber noch eine dritte anatomische Form, die grobgranulirte Niere (S. 36), ist als Folge der acuten Nephritis anzusehen, wenn dieselbe Jahr und Tag andauert oder ein Individuum zu wiederholten Malen befällt. Eine besonders charakteristische Bestätigung bietet der nachfolgende Fall.[1])

Friederike Deicke, 22 Jahre alt, wird am 2. November 1878 in das hiesige Krankenhaus aufgenommen. Bis zum Sommer 1876 war sie stets gesund. Damals erkrankte sie nach einer Erkältung ziemlich plötzlich. Es stellte sich blutiger Urin und Anschwellung der Füsse ein, kurz sie bekam „eine Nierenentzündung", wie ihr der Arzt sagte, welcher sie damals behandelte und war 8 Wochen lang bettlägerig. Nach dieser Zeit wurde sie wieder gesund und verrichtete ihre Arbeiten als Dienstmagd so wie vor ihrer Krankheit. Nach einem Jahre stellte sich dieselbe Krankheit mit demselben Verlauf ein. Sie wurde wieder ganz gesund.

Ihre jetzige Krankheit besteht seit 14 Tagen und hat ebenso wie früher angefangen. Die Menses sind seit 2 Jahren unregelmässig, öfter aussetzend, immer spärlich.

Die Patientin ist von gracilem Körperbau, mässig gut genährt, das Gesicht von fahler Blässe, die Schleimhäute anämisch. Es besteht geringes Oedem der Füsse. — Die Herzdämpfung reicht bis zur 3. Rippe hinauf, nach rechts bis zur Mitte des Sternums. Der Spitzenstoss ist im 5. Intercostalraum in der Mamillarlinie. An der

[1]) Herr Dr. Brill, Assistenzarzt am hiesigen Krankenhause hatte die Freundlichkeit, mir die Krankengeschichte mitzutheilen.

Herzspitze ist ein systolisches Geräusch hörbar; der Puls ist gespannt. Fieber ist nicht vorhanden. Der Urin ist mässig dunkel gefärbt, von trübem Aussehen, sein spec. Gew. ist 1013, er enthält sehr viel Eiweiss. Die Tagesmenge beträgt 800 Ccm. Unter dem Mikroskop zeigt derselbe viele rothe und vereinzelte weisse Blutkörperchen, ferner zahlreiche theils dunkelgekörnte, theils mit rothen Blutkörperchen besetzte, theils blasse Cylinder. Appetit ist nicht vorhanden.

Nach 10 Tagen hatte sich das Algemeinbefinden etwas gebessert und der Appetit gehoben. Das Oedem der Füsse war geschwunden. Die Temperatur war stets normal geblieben. Der Puls schwankte zwischen 90 und 120. Die tägliche Urinmenge war auf 1500 Ccm. gestiegen. Patientin gab auch an, dass ihre Sehkraft in der letzten Zeit sehr abgenommen habe. Die ophthalmoskopische Untersuchung ergab, dass die linke Papille etwas geschwollen sei. Auf allen Seiten umgeben dieselbe grosse grauweisse Flecke, welche theilweise confluiren, die Gefässe mehr oder weniger bedecken und nach der Peripherie hin zackig ausstrahlen. Das rechte Auge zeigt dasselbe Verhalten, nur sind hier die Flecke etwas weniger ausgedehnt.

In der nächstfolgenden Zeit verschlimmerte sich der Zustand wieder. Es stellten sich Dyspnoe-Anfälle ein. Die Augenlider und Wangen wurden ödematös. Am 9. December trat Lungenödem auf. Auf beiden Lungen waren reichliche Rasselgeräusche zu hören. Trotz zweimaliger Injection von je 2 Centigramm Pilocarpin, welcher jedes Mal reichliche Schweisssecretion folgte, führte gegen Abend des genannten Tages das Lungenödem den Tod herbei.

Die Section wurde von mir am 18. December 1878 ausgeführt.

Zart gebauter Körper, mit auffallend bleicher Haut und Lippenschleimhaut, mässigem Unterhautfett, gutrother kräftiger Musculatur.

Der Herzbeutel enthält recht viel (etwa 200 Grm.) klare, seröse Flüssigkeit. Das Herz ist an der Basis der Ventrikel 9,5 Cm. breit, seine rechte Seite 10, seine linke 11 lang und enthält Cruormassen und Fibringerinnsel. Das Herzfleisch ist blass, dabei aber sehr derb, rechts kaum 3, links 16 Mm. dick. Der Umfang der Pulmonalis über den Klappen beträgt 6,3, der Aorta 6, der Tricuspidalis 11, der Mitralis 10 Cm.

In beiden Thoraxhöhlen ist eine mässige Quantität klarer seröser Flüssigkeit. Beide Lungen sind durchweg lufthaltig, aber stark ödematös.

Die Milz 11 Ctm. lang, 5,5 breit, 2 dick, ist von zäher Consistenz, blassrothem Aussehen, auf dem Durchschnitt sind die Malpighi'schen Follikel in reicher Zahl sichtbar.

Die linke Niere ist sehr klein, 9,5 Ctm. lang, 5 breit, 2 dick, aus ihrer Kapsel nur schwer ausschälbar. Ihre Oberfläche ist gleichmässig flachhöckerig, von überwiegend blassem, käsigem Aussehen. Dasselbe wird durch gröbere und feinere Flecke und Punkte bedingt, zwischen denen das Gewebe hyalingrau ist. Nur der am tiefsten liegende Abschnitt der Niere zeigt, weil das Blut sich dahin gesenkt hat, ein schwärzlich-schiefriges Aussehen. Die Rinde ist stark verschmälert und sieht auf dem Durchschnitt der Oberfläche ähnlich. Die Papillen sind sehr niedrig.

Die rechte Niere 9 Ctm. lang, 4,5 breit, 2,5 dick, verhält sich genau so wie die linke.

Die Magenschleimhaut ist von trübem Aussehen, geschwollen, im Cardialtheil eine ziemlich ausgedehnte Blutsuffusion. Die Leber ist von gewöhnlicher Grösse, rechts 17 Ctm., links 9 breit, rechts 15, links 12 hoch, rechts 10, links 5,5 dick, auf dem Durchschnitt von auffallend gleichmässigem schiefrig-bräunlichem Aussehen.

Die Harnblasenschleimhaut ist gleichmässig angeschwollen. — Der Uterus ist klein, aus dem Orificium externum ragt ein Schleimpfropf hervor, die Schleimhaut ist leicht geröthet. — Die Aorta ist eng, sonst intact.

Die Papillae circumvallatae der Zunge sind auffallend stark geschwollen, alle übrigen Rachengebilde normal.

Die microscopische Untersuchung der Niere ergab: die Glomeruli sind zum Theil in kleine fibröse Gebilde umgewandelt, zum Theil von gutem Aussehen, dabei aber beträchtlich grösser wie normal. Das Epithel der Kapseln ist da, wo es sichtbar ist, verfettet; die Kapseln selbst sehr stark verdickt. Ebenso zeigt sich das interstitielle Gewebe überall d. h. sowohl zwischen den geraden als auch zwischen den gewundenen Canälchen, ganz gleichmässig verbreitert. Nach Fuchsinfärbung sind in den Kapseln ebenso wie zwischen den Canälchen zahlreiche grosse Kerne sichtbar, welche an letzterem Orte häufig in dem ihnen zugehörigen Protoplasma

Fetttröpfchen enthalten. Die Gefässe durch Schwellung der sie constituirenden Zellen beträchtlich verdickt. Die Epithelien der Harncanälchen sind stark geschwollen, getrübt oder enthalten Fetttropfen. Oft finden sie sich auch in schollige Gebilde umgewandelt, ebenso häufig bedeckt ein zartes blasses Epithel mit sehr deutlichem rundem Kern die Wand des Harncanälchens. Einzelne Canälchen werden von wachsartig aussehenden Cylindern starken Calibers gefüllt und an manchen Stellen kann leicht festgestellt werden, dass die Substanz der Epithelien in diesen Cylindern aufgeht, da sie bei gleichem Aussehen in Form unregelmässiger noch kernhaltiger Stücke sich denselben anschliessen. Mit diesen Cylindern im Aussehen, selbstverständlich nicht in der Form übereinstimmende Massen, liegen auch innerhalb einzelner Malpighi'scher Kapseln und drängen die Gefässknäuel von der Kapselwand ab.

Aus der Symptomatologie dieses Falles geht unwiderleglich hervor, dass es sich um eine wiederholte acute Nephritis handelt, welche hier die Schrumpfung zur Folge gehabt hat.

Im Ganzen und Grossen aber führt die acute Nephritis selten zum Tode; die Prognose ist als eine verhältnissmässig günstige anzusehen; die Wiederherstellung ist in den meisten Fällen eine vollständige.

Therapeutisch empfehle ich in allererster Reihe, von allen Diureticis und Diaphoreticis abzusehen. Ich habe in den letzten 3 Jahren sämmtliche an acuter Nephritis Erkrankte und zwar 3 nach Erkältung mit Oedemen und Albuminurie, 1 in der Gravidität, 1 im Wochenbette mit denselben Symptomen, 32 Fälle nach Scharlach ohne diese Mittel behandelt. Sie sind alle genesen, ich habe in keinem Falle Urämie eintreten gesehen. Einmal bestand bei einem 5jährigen Kinde, welches seine Nephritis nach Scharlach bekommen hatte, 14 Stunden lang totale Anurie, und ich will nicht läugnen, dass ich schon zu zweifeln anfing, ob ich auch hier mein schon so oft eingehaltenes Regime durchzuführen berechtigt sei und ob ich mich nicht einer Unterlassungs-Sünde schuldig mache, wenn ich kein Diureticum gebe; aber da stellte sich nach der genannten Zeit die Harnsecretion von selbst wieder ein und das Kind wurde gesund. Zu erwähnen aber darf ich nicht unterlassen, dass ich ausser den genannten Fällen noch 2 Kinder mit Nephritis nach Scharlach behandelt habe. Das eine bekam am 4. Tage der Krankheit auf der Höhe des Florescenz-Stadiums sehr schmerzhafte Schwellungen der Hand- und Kniegelenke mit ganz mächtigem Erguss in die letzteren; bei sehr starker Diphtheritis schwollen die Halsdrüsen beiderseits zu grossen Packeten an und es trat hochgradige Albuminurie auf. 36 Stunden später trat der Tod ein. Das andere Kind mit Nephritis kam in die Behandlung eines anderen Arztes, welcher mir erzählte, dass bei demselben ein Jahr nach dem Beginn der Krankheit noch Albuminurie bestehe.

Meine gesammte medicamentöse Behandlung bestand in der Verordnung von Natron bicarbonicum mit Aqua amygdalarum amararum; nur nach mehrwöchentlicher Dauer der Krankheit, wenn sich Anämie einstellte, wendete ich Eisenpräparate an. Dagegen legte ich auf die sonstige Behandlung der Kranken besonderes Gewicht. Ich habe keinen dieser Patienten eher aufstehen lassen, bevor nicht jede Spur von Albumen verschwunden war, und dazu waren in den meisten Fällen 6 bis 8 Wochen erforderlich. Ferner forderte ich auf das allerstrengste eine blande Diät. Abgesehen von Getränken, unter denen ich ihnen nach ihrem Belieben Wasser, Selterwasser mit oder ohne Himbeersaft, Zuckerwasser zur Auswahl stellte, gewährte ich ihnen eine, und wenn sie es vertrugen, auch zwei Wochen lang nur Hafergrütz-, Gries- oder Mehlsuppen, Kaffee mit oder ohne Milch und Zucker, sowie Buttersemmeln. Erst gegen Ende der zweiten Woche liess ich ihnen Milch und wenn irgend möglich, noch später Bouillon reichen um so nur ganz allmälig zu einer differenteren Ernährungsweise überzugehen.

II. Die subacute Nephritis.

Diese Art entspricht: dem Anfangsstadium der 2. Form der Nierenerkrankung nach Bright; — der 8. Form der von Rokitansky beschriebenen Nierenveränderungen; — der gescheckten Form der Fettniere Johnson's; — dem zweiten Stadium der wachsigen oder amyloiden Form der Bright'schen Niere nach Grainger-Stewart; — der von vorn herein chronisch verlaufenden parenchymatösen Entzündung der Niere nach Bartels.

Sie tritt auf im Gefolge langwieriger Eiterungen — einmal habe ich sie nach einem 3 Monate lang dauernden Pyothorax anatomisch constatirt — nach cariösen Processen, nach langdauernden Beingeschwüren, nach chronischer Geschwürsbildung im Darm, wie sie in Folge von Ruhr vorkommt, im Verlauf der Phthise und auch der Syphilis. Als anatomische Grundlage vermag ich bis jetzt nur eine Form der Nierenveränderung hinstellen. Es ist dies die oben (S. 36 IV.) beschriebene gesprenkelte Niere.

Freilich sind die genannten Krankheiten auch solche, die zur einfachen Amyloid-Degeneration führen und Grainger-Stewart ist gradezu der Meinung, dass diese das Vorläufer-Stadium bildet. Meine Erfahrungen reichen nicht so weit, um dieser Ansicht beitreten zu können.

Im gegebenen Falle würde ich also zur Zeit nicht mit Bestimmtheit sagen können, ob es sich bei dem Vorhandensein eines der genannten ätiologischen Verhältnisse um eine Amyloid-Degeneration oder um eine subacute Nephritis mit der gesprenkelten Niere als anatomischer Grundlage handelt resp. ob nach der Meinung von Grainger Stewart das erste Stadium der wachsigen Form der Bright'schen Niere schon in das zweite übergegangen ist. Doch wird man bei Berücksichtigung der Erfahrungen Litten's über das Fehlen von Albumen im Harn bei einer Amyloid-Niere in solchen Fällen, wo in Folge einer der genannten Grundkrankheiten, auffallend bleiches Hautcolorit, Oedem der Augenlider, starker Anasarca, auch Ascites besteht, und bei geringem oder ganz fehlendem Fieber sehr viel Albumen im Harn vorhanden ist, eher eine subacute Nephritis annehmen dürfen.

III. Die chronische Nephritis.

Sie entspricht: der Granularentartung der Niere nach Christison; — dem 3. Stadium der Nierenentzündung nach Reinhardt; — dem 3. Stadium des Frerichs'schen Morbus Brightii; — dem Endstadium der acuten desquamativen Nephritis Johnson's, sowie seiner chronisch-desquamativen Nephritis; — der circumcapsulären Nephritis Traube's; — dem (2. und) 3. Stadium der diffusen Nephritis Rosenstein's; — dem 2. Stadium der Nierenentzündung mit Rückbildung der Zellinfiltration und nachfolgender Granularatrophie nach Klebs; — der interstitiellen Nierenentzündung Virchow's; — der interstitiellen Nephritis nach Kelsch; — der cirrhotischen, schrumpfenden oder gichtischen Form der Bright'schen Niere nach Grainger-Stewart; — der interstitiellen Entzündung resp. Bindegewebsinduration der Niere nach Bartels; — der primären interstitiellen Nephritis nach Lecorché; — der zweiten Form der Nephritis Charcot's.

Während bei den beiden eben beschriebenen Arten die Albuminurie gradezu ein integrirender Bestandtheil der Krankheit ist, kann diese Art ohne das Vorhandensein von Albumen im Harn bestehen. Aber nicht nur in der Weise, wie es Bartels hervorhebt, dass das constatirte Albumen für einige Wochen schwinden, sondern, so dass die Krankheit Monate lang, wahrscheinlich noch länger bestehen kann, ohne dass eine Spur von Albumen nachweisbar ist. Es kommen Fälle zur Section, bei denen der Tod in Folge von Apoplexia cerebri nach Herzhypertrophie oder in Folge von Urämie eingetreten ist, ohne dass bei Lebzeiten Albumen nachweisbar gewesen wäre, während anatomisch jene Form zu constatiren ist, welche ich als feingranulirte Niere (S. 37) beschrieben habe. — Dieselbe Nierenveränderung kann gelegentlich einmal bei einem an Pneumonie Gestorbenen gefunden werden, welcher kein Albumen im Harn gehabt hatte, wie es in einer meiner Beobachtungen der Fall. — Bei einem meiner Kranken hatte ich auf Grund eines einmaligen Befundes einer geringen Quantität von Albumen im Harn im Zusammenhalt mit anderen weiterhin zu erwähnenden Symptomen eine chronische Nephritis diagnosticirt (12). 11 Monate lang fehlte dann das Albumen vollständig, um nach dieser Zeit wiederzukehren nnd 3 Monatelang bis zum Tode des Patienten nicht wieder aus dem Harn zu schwinden.

Ein viel constanteres Moment, welches für die Eigenart der chronischen Nephritis spricht, ist das Fehlen der Oedeme, des Anasarca, welches schon Wilks als wichtiges Unterscheidungsmerkmal hervorhebt. Hydropische Erscheinungen können während der ganzen Dauer der Krankheit oder wenigstens in den ersten Monaten, wahrscheinlich auch Jahren ihres Bestehens ausbleiben.

Darum ist für die Diagnose eine eingehende Beachtung aller Symptome nothwendig, welche einzeln zwar nicht characteristisch sind, aber durch Summirung wenigstens die Untersuchung des Harns vorzunehmen veranlassen. Volle Sicherheit wird natürlich nur in denjenigen Fällen geboten sein, wo sich dann der Harn albumenhaltig erweist, ist er das nicht, so wird zur Zeit wenigstens über eine Vermuthungs-Diagnose nicht hinauszukommen sein. Aber auch dann noch dürfte eine Reihe von Fällen sich der Erkennung entziehen, wenn man es sich nicht zum Vorsatz macht, entweder in allen Fällen — was freilich nur in Kranken-Anstalten möglich ist — oder in allen Fällen, wo die Diagnose überhaupt etwas zweifelhaft ist, den Harn von Zeit zu Zeit zu untersuchen. So ist es mir vorgekommen, dass ich einen 34 Jahre alten, sehr robusten, bisher vollkommen gesunden Fleischer ausschliesslich wegen Hustens in Behandlung bekam. Seine Brustorgane waren vollkommen gesund. Als der Husten, welcher sich in Form heftiger Anfälle ohne Expectoration einstellte, nach 14 Tagen trotz der Anwendung von Opiaten noch nicht geschwunden war, untersuchte ich genau wegen dieser Hartnäckigkeit der Krankheit den Harn und fand ihn stark albumenhaltig. Weiterhin schwand der Husten, die Albuminurie besteht fort.

Zu den besonders zu berücksichtigenden Symptomen gehören vor Allem diejenigen, welche sonst bei wohl constatirten Fällen von chronischer Nephritis vorkommen. Ich rechne hierzu in erster Reihe die Herzhypertrophie, welche nur selten eine concentrische ist, bei alten Leuten aber ganz fehlen kann. Freilich werden andere Ursachen der Herzhypertrophie, in erster Reihe die Aorten-Atheromatose auszuschliessen sein. — Ferner Herzpalpitationen, deren auch Lecorché Erwähnung that. — Dann kommen bei jüngeren Leuten intensiv heftige Hustenanfälle oder ein sehr langer, oft Wochen lang anhaltender Reiz zum Husten vor, ohne dass in den Lungen etwas Abnormes nachweisbar wäre. — Bei älteren Leuten bestehen oft langdauernde chronische Bronchial-Catarrhe. — Die Schläfenarterien sind bisweilen bei jüngeren Individuen stark geschlängelt. — Die Retinitis albuminurica gehört bekanntlich zu denjenigen Affectionen, welche oft erst auf das Nierenleiden aufmerksam machen. — Kurzdauernde Zustände von Melancholie habe ich mehrere Male, einmal einen 12 Stunden lang dauernden maniakalischen Anfall beobachtet. — Das Vorkommen einer während mehrerer Wochen vermehrten Harnabsonderung ist nicht ausser Acht zu lassen. —

Dem abweichenden symptomatischen Verhalten entspricht

auch stets die besondere anatomische Veränderung welche ich (S. 37) unter der Bezeichnung „Die feingranulirte Niere“ beschrieben habe.

Nunmehr ist es auch möglich die einzelnen Arten genauer zu sondern und die acute so wie die subacute Nephritis als in das Gebiet der trophischen, die chronische in das der toxischen Entzündung gehörig, zu erklären.

In allen Fällen von Nephritis erkranken zuerst die Epithelien, aber bei der trophischen Entzündung allesammt nur mit den durch ihre Widerstandsfähigkeit bedingten nicht bedeutenden Differenzen. Darum finden sich bei der acuten und subacuten Nephritis die Epithelien der gewundenen und graden Kanälchen nicht so verschieden verändert, dass sie unabhängige oder verschiedene Erkrankungen darstellten und stets ist das interstitielle Gewebe zwischen den graden sowohl als auch zwischen den gewundenen Kanälchen und um die Malpighischen Kapseln herum in gleichmässiger Weise durch zahlreich sichtbare Zellen verbreitert. Vollkommen anders verhält es sich mit der chronischen Nephritis. Hier sind fast immer die Malpighi'schen Körperchen geschrumpft und die Kapseln verdickt, die Epithelien der gewundenen Kanälchen sehr verkleinert, die Kanälchen selbst sehr verengt, ihre Interstitien durch Zellschwellung resp. Vermehrung verbreitert, fast nie die Epithelien der graden Kanälchen über einen Zustand körniger und fettiger Trübung hinaus gediehen, die graden Kanälchen stets auffallend weit, ihre Interstitien fast nie verändert. Darum liegt für diese Art der Schluss sehr nahe, dass toxische Substanzen aus dem Blute durch die Malpighi'schen Gefässknäuel ausgeschieden werden, welche zuerst und hauptsächlich die Epithelien der gewundenen Kanälchen schädigen und durch Vermittelung derselben das zugehörige interstitielle

Gewebe in die Erkrankung hereinziehen, während die graden Kanälchen und deren Stützgewebe trotz langer Dauer der Krankheit intact bleiben können.

Zum Schluss möge es mir noch gestattet sein, die diagnostischen Merkmale der drei verschiedenen Arten von diffuser Nephritis hervorzuheben. Es erscheint mir das um so wichtiger, als ja auch die Prognose davon abhängt, welche ich bei der chronischen Nephritis als eine ganz ungünstige, bei der subacuten als eine überaus zweifelhafte hinstellen muss, während ich die der acuten Nephritis für eine sehr günstige erklärt habe.

Die Diagnose der acuten Nephritis ist eine leichte, wenn sie nach Scharlach, Pocken, Erysipelas, Diphtheritis, in der Gravidität und im Wochenbett entsteht; schwieriger kann dieselbe werden, wenn sie nach Erkältungen auftritt. Sie kann dann leicht zur Verwechselung mit späteren Stadien der chronischen Nephritis führen. Denn während bei dieser in der ersten Zeit kein Anasarca besteht, stellt es sich späterhin oft genug ein. Hier wird zunächst festzustellen sein, ob keines der die chronische Nephritis characterisirenden Symptome mehr oder weniger lange Zeit voraufgegangen ist oder noch besteht. Denn während hierbei migräneartige Kopfschmerzen, psychische Verstimmungen, chronische Bronchial-Catarrhe und überaus häufig Herzhypertrophie vorkommen, braucht keiner dieser Zustände bei der acuten Nephritis vorhanden zu sein, insbesondere dürfte es ein höchst seltenes und dann rein zufälliges Zusammentreffen mit dem Beginn der Krankheit sein, wenn Hypertrophie des Herzens bestände. Ferner ist zu beachten, dass bei der chronischen Nephritis die Oedeme meist an den Füssen beginnen, und von da aufwärts steigen, dass der Harn sehr oft klar aussieht und die Gesichtsfarbe fast nie eine wachsbleiche ist, während umgekehrt bei der acuten Nephritis die Oedeme sehr oft an den Augenlidern, oder wenigstens ebenso häufig an den Augenlidern wie an den Füssen und nicht selten an beiden Theilen gleichzeitig beginnen, der Harn in den meisten Fällen trüb aussieht und die Patienten sehr rasch ein bleiches Aussehen bekommen.

Bei der subacuten Nephritis gilt es zunächst, die ätiologischen Momente zu berücksichtigen, wie Eiterungen von langer Dauer und eiternde Geschwüre, ebenso vor Jahren stattgehabte Syphilis-Infection. Doch ist nicht ausser Acht zu lassen, dass in Folge der letzteren auch chronische Nephritis vorkommen kann (1). Grad für die Unterscheidung von der acuten Nephritis, welche in Betreff der Oedeme und des Anasarca manches Uebereinstimmende zeigt, ist die Berücksichtigung der ursächlichen Verhältnisse von Belang.

Ohne mir die Unvollständigkeit der Diagnose zu verhehlen, für welche ich die Ergebnisse der mikroscopischen Harnuntersuchung trotz hundertfacher Vornahme derselben gar nicht verwerthet habe, weil ich sie für durchaus nicht entscheidend halte, glaube ich doch Manches zur Sicherung einer Anschauung beigetragen zu haben, welche durch Auseinanderhalten des nicht Zusammengehörigen die Erkenntniss des Einzelnen besser, wie es bisher geschehen ist, zu fördern vermag. Wie nothwendig aber zur Begründung derselben die voraufgegangenen Untersuchungen gewesen sind, wird nicht mein eignes Urtheil allein zu entscheiden haben.

Eigne Mittheilungen, auf welche im Vorstehenden Bezug genommen ist.

1) De Syphilide viscerali. Inaug.-Diss. Berlin 1866.

2) Ueber die Genese des Bindegewebes, nebst Bemerkungen über die Neubildung quergestreifter Muskelfasern und die Heilung per primam intentionem. Virch. Arch. Bd. 44 S. 195.

3) Die Structur des Miliartuberkels. Centr.-Blatt f. d. medicinischen Wissenschaften 1869 No. 28.

4) Die chronische Bronchopneumonie (Lungenschwindsucht) und die Granulie (Tuberculose). Magdeburg 1873.

5) Zur Lehre von der Tuberculose. Schmidt's Jahrbücher 1875 Heft 6 S. 297.

6) Die genuine Lungenentzündung und die Buhl'sche Desquamativ-Pneumonie. Deutsche Zeitschrift für pract. Medicin 1875 Nr. 44. 45. — Von hier wörtlich in die Wiener med. Presse Nr. 49. 50. 51 und Allg. med. Centr.-Zeitung 1875 Nr. 94. 95. 96 übergegangen.

7) Ueber Riesenzellen in Elfenbeinstiften, welche zur Heilung einer Pseudarthrose eingekeilt waren. Centr.-Blatt f. d. medic. Wissensch. 1877 Nr. 26.

8) Die Entstehung der fibrinösen Harncylinder und die parenchymatöse Entzündung. Centr.-Blatt f. d. medic. Wissenschaft 1878 Nr. 19.

9) Die Ergebnisse eines Falles von subacuter Spinalparalyse, insbesondere für die Lehre von der Muskel- und Nerven-Regeneration. Deutsch. Arch. f. klin. Medicin Bd. 22 S. 33.

10) Ueber die Herkunft der Zellen bei der diffusen interstitiellen Leber- und Nierenentzündung. Centr.-Blatt f. d. med. Wissenschaften 1878 Nr. 35.

11) Die diffuse Leber-Entzündung nach Phosphor. Deutsches Archiv f. klin. Medicin Bd. 23 S. 331.

12) Zur Pathologie der Nephritis. Deutsche medicinische Wochenschrift 1878 Nr. 36. 37.

FSC
www.fsc.org
MIX
Papier | Fördert gute Waldnutzung
FSC® C083411

Zeitfracht Medien GmbH
Ferdinand-Jühlke-Straße 7
99095 Erfurt, Deutschland
produktsicherheit@kolibri360.de